2022

中国卫生健康统计提要

China Health Statistical Digest

国家卫生健康委员会 编
National Health Commission

中国协和医科大学出版社
北 京

图书在版编目(CIP)数据

中国卫生健康统计提要. 2022 / 国家卫生健康委员会编. —北京: 中国协和医科大学出版社, 2022.6

ISBN 978-7-5679-1987-7

Ⅰ. ①中… Ⅱ. ①国… Ⅲ. ①卫生统计—统计资料—中国—2022 Ⅳ. ①R195.1

中国版本图书馆CIP数据核字(2022)第088479号

2022中国卫生健康统计提要

编　　者: 国家卫生健康委员会
策　　划: 杨　帆
责任编辑: 高淑英
封面设计: 许晓晨
责任校对: 张　麓
责任印制: 张　岱

出版发行: **中国协和医科大学出版社**
（北京市东城区东单三条9号　邮编100730　电话010-65260431）
网　　址: www.pumcp.com
经　　销: 新华书店总店北京发行所
印　　刷: 三河市龙大印装有限公司

开　　本: 850mm × 1168mm　1/32
印　　张: 6
字　　数: 66千字
版　　次: 2022年6月第1版
印　　次: 2022年6月第1次印刷
定　　价: 42.00元

ISBN 978-7-5679-1987-7

《中国卫生健康统计提要·2022》
编辑部

China Health Statistical Digest · 2022
Editorial Department

编者说明

一、2021年部分数据为初步统计数，调整数见《中国卫生健康统计年鉴（2022）》。

二、全国性统计指标均未包括香港、澳门特别行政区和台湾省数据。

三、本资料数据主要来源于统计年报和抽样调查。香港、澳门特别行政区和台湾省数据及附录摘自《中国统计年鉴》和《世界卫生统计》。

四、指标解释

（一）医疗卫生机构包括医院、基层医疗卫生机构、专业公共卫生机构和其他机构。

（二）医院包括综合医院、中医医院、中西医结合医院、民族医院、各类专科医院和护理院，不包括专科疾病防治院、妇幼保健院和疗养院。医院可分为公立医院和民营医院。

1．公立医院指经济类型为国有和集体办的医院。

2．民营医院指公立医院以外的其他医院，包括联营、股份合作、私营、台港澳投资和外国投资等医院。

（三）基层医疗卫生机构包括社区卫生服务中心（站）、乡镇(街道)卫生院、村卫生室、门诊部、诊所（医务室），可分为政府办基层医疗卫生机构和非政府办基层医疗卫生机构。政府办基层医疗卫生机构包括政府举办的社区卫生服务中心（站）、乡镇(街道)卫生院。

（四）专业公共卫生机构包括疾病预防控制中心、专科疾病防治机构、健康教育机构、妇幼保健机构、急救中心（站）、采供血机构、卫生监督机构、计划生育技术服务机构。

（五）东部地区包括北京、天津、河北、辽宁、上海、江苏、浙江、福建、山东、广东、海南11个省（直辖市），中部地区包括黑龙江、吉林、山西、安徽、江西、河南、湖北、湖南8个省，西部地区包括内蒙古、广西、重庆、四川、贵州、云南、西藏、陕西、甘肃、青海、宁夏、新疆12个省(自治区、直辖市）。

（六）城市包括直辖市和地级市辖区。农村包括县及县级市。

五、“–”表示无数字,“…”表示数字不详,“#”表示其中项。

六、本资料在编辑过程中，得到了国家卫生健康委相关司局、各省（自治区、直辖市）和新疆生产建设兵团卫生健康委及其统计机构的大力支持，卫生健康统计数据质量控制工作组的部分成员参与了数据审核和修订，在此一并表示感谢。

国家卫生健康委统计信息中心

2022年 6 月

Editor's Note

Ⅰ. Due to time limit, some data for 2021 are preliminary statistics. The adjusted data will be in "China Health Statistical Yearbook 2022".

Ⅱ. National data in this book do not include that of Hong Kong Special Administrative Region, Macao Special Administrative Region, and Taiwan Province.

Ⅲ. Major data are obtained from annual statistical reports and sample surveys. Appendix and data of Hong Kong Special Administrative Region, Macao Special Administrative Region and Taiwan Province are collected from China Statistical Yearbook and World Health Statistics.

Ⅳ. Notes on Main Statistical Indicators

1. Health care institutions include hospitals, grass-roots health care institutions, specialized public health institutions, and other health care institutions.

2. Hospitals include general hospitals, TCM(Traditional Chinese Medicine) hospitals, hospitals of Integrated Chinese and Western Medicine, hospitals of traditional ethnic medicine, various specialized hospitals and nursing homes, do not include specialized disease prevention and treatment institutions, MCH institutions and sanatoriums. Hospitals can be classified into public hospitals and non-public hospitals.

(1) Public hospitals refer to state-owned and collective-owned hospitals.

(2) Non-public hospitals refer to hospitals domestic-funded by ownerships of joint, cooperative, private, and all other hospitals funded by Hong Kong, Macao, Taiwan, and foreign countries.

3. Grass-roots health care institutions include community health centers (stations), township (sub-district) health centers, village clinics, outpatient departments, and clinics. Government-run grass-roots health care institutions include government-run community health centers (stations), and township

(sub-district) health centers.

4. Specialized public health institutions include CDC, specialized disease prevention and treatment institutions, health education institutions, MCH institutions, emergency centers and first-aid stations, blood gathering and supplying institutions, health inspection institutions, and centers for family planning technical services .

5. Eastern region includes 11 provinces (municipalities): Beijing, Tianjin, Hebei, Liaoning, Shanghai, Jiangsu, Zhejiang, Fujian, Shandong, Guangdong and Hainan; Central region includes 8 provinces: Shanxi, Jilin, Heilongjiang, Anhui, Jiangxi, Henan, Hubei, and Hunan; Western region includes 12 provinces (autonomous regions/municipalities): Inner Mongolia, Guangxi, Chongqing, Sichuan, Guizhou, Yunnan, Tibet, Shaanxi, Gansu, Qinghai, Ningxia and Xinjiang.

6. Urban area refers to municipalities and prefecture level cities; rural area refers to counties and county-level cities.

Ⅴ. Use of Symbols: "-" indicates no figure; "…" indicates data not available; "#" indicates the major items of the total.

Ⅵ.The relevant departments of the National Health Commission, the health commissions of provinces and Xinjiang Production and Construction Corps (autonomous regions/municipalities) and their statistical agencies strongly supported data collection and cleaning. Some Members of the Health Statistics Quality Control Working Group participated in data review and revision.

Center for Health Statistics and Information
National Health Commission, P.R.China
June, 2022

目　　录
Contents

一、居民健康状况

Health Status of Population

人均预期寿命（岁）......3
Life Expectancy at Birth (Years)
人口出生率、死亡率和自然增长率......3
Birth, Death and Natural Increase Rate
各地区人均预期寿命、出生率和死亡率......4
Life Expectancy at Birth, Birth and Death Rate by Region
监测地区孕产妇及5岁以下儿童死亡率......6
Maternal and Under-five Mortality in Surveillance Region
监测地区孕产妇死亡原因（2021年）......7
Leading Causes of Maternal Mortality in Surveillance Region (2021)
部分地区居民前十位疾病死亡专率及死因构成（2021年）......8
Mortality Rate of 10 Main Diseases in Certain Region (2021)
甲乙类传染病报告发病及死亡人数（2021年）......11
Number of Reported Cases and Deaths of Infectious Diseases (2021)
甲乙类传染病报告发病率及死亡率（2021年）......12
Reported Morbidity and Mortality Rates of Infectious Diseases (2021)
6～17岁儿童、青少年身体发育情况（城市）......13
6～17 Years OLd Physical Development of Children and Adolescents (Urban)
6～17岁儿童、青少年身体发育情况（农村）......14
6～17 Years OLd Physical Development of Children and Adolescents (Rural)

二、公共卫生服务

Public Health Services

产妇保健情况......17
Statistics of Maternal Health Care
3岁以下儿童和产妇系统管理率......17
Systematic Management Rate of Maternal and Children Under-three
血吸虫病防治情况（2021年）......18
Statistics of Schistosomiasis Control (2021)
地方性氟中毒防治情况（2021年）......19
Statistics of Endemic Fluorosis Control (2021)
克山病、大骨节病、碘缺乏病防治情况（2021年）......19
Statistics of Keshan Disease, Kashin-Beck Disease, Iodine Deficiency Disorder Control (2021)
2021年食源性疾病暴发的发生场所分布......20
Distribution of Foodborne Disease Outbreaks in 2021
2021年度食品安全国家标准情况（2021年）......21
The National Food Safety Standards (2021)
新发职业病报告病例数（人）......22
Statistics of Registered New Cases of Occupational Diseases
被监督单位基本情况（2021年）......23
Statistics of Inspected Field (2021)
卫生行政处罚情况（2021年）......24
Statistics of Health Administrative Punishments (2021)

三、医疗服务（医院）

Health Services (Hospitals)

医疗卫生机构诊疗人次及入院人次数......27
Number of Visits and Inpatients in Health Care Institutions

各类医疗卫生机构诊疗人次及入院人次数（2021年）......27
Number of Visits and Inpatients in Health Care Institutions (2021)
各地区医疗卫生机构诊疗人次数（2021年）......28
Number of Visits in Health Care Institutions by Region (2021)
各地区医疗卫生机构入院人次数（2021年）......29
Number of Inpatients in Health Care Institutions by Region (2021)
各类医院诊疗人次数（亿人次）......30
Number of Visits in Different Types of Hospitals (100 Million)
各地区医院诊疗人次数（2021年）......31
Number of Visits in Hospitals by Region (2021)
各类医院入院人次数（万人次）......33
Number of Inpatients in Different Types of Hospitals (10000)
各地区医院入院人次数（2021年）......34
Number of Inpatients in Hospitals by Region (2021)
各级公立医院诊疗人次及入院人次数......36
Number of Visits and Inpatients in Public Hospitals
医院分科门急诊人次数及构成......37
Number & Percentage of Outpatient and Emergency Visits in Hospitals by Department
医院分科出院人次数及构成......38
Number & Percentage of Inpatients Visits in Hospitals by Department
非公医疗机构医疗服务情况......39
Health Servicesin in Non-public Health Care Institutions
医院病床使用率（%）......40
Occupacy Rate of Hospital Beds (%)
各地区医院病床使用率（2021年）......41
Occupancy Rate of Hospital Beds by Region (2021)

医院平均住院日（天）......43
Average Length of Stay in Hospitals (Days)
医院医师日均担负诊疗人次数和住院床日......44
Daily Visits and Inpatients per Physician in Hospitals
综合医院医师日均担负诊疗人次数和住院床日......45
Daily Visits and Inpatients per Physician in General Hospitals
医院收入与支出（2021年）......46
Incomes and Expenditures of Hospital (2021)
公立医院次均门诊费用......47
Average Medical Expense per Outpatient Visit in Public Hospitals
公立医院次均住院费用......48
Average Medical Expense per Inpatient in Public Hospitals
综合医院收入与支出（2021年）......49
Incomes and Expenditures of General Hospitals (2021)
综合医院次均门诊费用......50
Average Medical Expense per Outpatient Visit in General Hospitals
综合医院次均住院费用......51
Average Medical Expense per Inpatient in General Hospitals
15岁及以上居民慢性病患病率......52
Prevalence Rates of Chronic Diseases in Residents Aged 15 or Older
15岁及以上居民疾病别慢性病患病率（2013年）......53
Prevalence Rates of Chronic Diseases in Residents Aged 15 or Older by Disease (2013)
15岁及以上居民疾病别慢性病患病率（2018年）......54
Prevalence Rates of Chronic Diseases in Residents Aged 15 or Older by Disease (2018)
居民两周就诊情况......55
Statistics of Two-week Medical Consultation

居民住院情况......55
Statistics of Residents Hospitalization
城市医院住院病人前十位疾病构成......56
Percentage of 10 Leading Diseases of Inpatients in City Hospitals
县级医院住院病人前十位疾病构成......57
Percentage of 10 Leading Diseases of Inpatients in County-level Hospitals

四、基层卫生服务

Grass-roots Health Care Services

基层医疗卫生机构诊疗人次数（亿人次）......61
Number of Visits in Grass-roots Health Care Institutions (100 Millions)
各地区基层医疗卫生机构诊疗人次数（2021年）......62
Number of Visits in Grass-roots Health Care Institutions by Region (2021)
基层医疗卫生机构入院人次数（万人次）......64
Number of Inpatients in Grass-roots Health Care Institutions (10000)
各地区基层医疗卫生机构入院人次数（2021年）......65
Number of Inpatients in Grass-roots Health Care Institutions by Region (2021)
社区卫生服务中心（站）工作量......67
Workload of Community Health Center (Stations)
社区卫生服务中心患者医药费用......67
Average Medical Expense per Capita in Community Health Centers
乡镇卫生院工作量......68
Workload of Township Health Centers
乡镇卫生院患者医药费用......68
Average Medical Expense per Capita in Township Health Centers

各地区社区卫生服务中心（站）和乡镇卫生院门诊量占医疗卫生机构门诊总量的比重（%）......69
Visits of Community & Township Health Centers as % of Total Visits by Region
各地区基层医疗卫生机构病床使用率（2021年）......70
Bed Occupancy Rate of Grass-roots Health Care Institution by Region (2021)
县级医院医疗服务情况......71
Statistics of Health Services in County-level Hospitals
县级妇幼保健机构医疗服务情况......72
Statistics of Health Services in County-level MCH Institutions

五、中医药服务

Traditional Chinese Medicine Services

中医类医疗机构诊疗量......75
Number of Visits in Traditional Chinese Medicine (TCM) Institutions
非中医类医疗机构中医类临床科室诊疗人次数......76
Number of Visits in Clinical Department of TCM in Other Institutions
中医类医疗机构出院人次数......77
Number of Inpatients in TCM Institutions
非中医类医疗机构中医类临床科室出院人次数......78
Number of Inpatients in Clinical Department of TCM in Other Institutions
公立中医医院患者医药费用......79
Medical Expense of Patients in Public TCM Hospitals

六、药品供应保障

Drug Supply and Support

药品费用......83
Expenditure on Drugs

医药工业主营业务收入（亿元）......84
Main Business Income of Pharmaceutical Industry (100 Million Yuan)
医药工业利润（亿元）......85
Profits of Pharmaceutical Industry (100 Million Yuan)
药品生产经营企业数......86
Number of Drug Manufacturing and Trading Enterprises

七、基本医疗保障

Basic Medical Security

城乡居民基本医保筹资......89
Statistics of Basic Medical Insurance of Urban and rural Residents
城镇职工基本医疗保险情况......90
Statistics of Basic Medical Insurance of Urban Employees
居民社会医疗保险构成（%）......91
Components of Social Medical Insurance (%)
城乡医疗救助情况......91
Statistics of Medical Aid in Urban and Rural Areas

八、卫生资源

Health Resources

卫生总费用......95
Total Health Expenditure
各地区卫生总费用 （2020年）......96
Total Health Expenditure by Region (2020)
医疗卫生机构数......98
Number of Health Care Institutions

各地区医疗卫生机构数 （2021年） 99
Number of Health Care Institutions by Region (2021)
医院数......101
Number of Hospitals
分等级医院数（2021年） 102
Number of Hospitals by Grade (2021)
按床位数分组医院数（个） 103
Number of Different Categories of Hospitals by Beds
各地区医院数（2021年） 104
Number of Hosptials by Region (2021)
基层医疗卫生机构数（个） 106
Number of Grass-roots Health Care Institutions
各地区基层医疗卫生机构数（2021年） 107
Number of Grass-roots Health Care Institutions by Region (2021)
中医类医疗卫生机构数（个） 109
Number of TCM Institutions
提供中医服务的基层医疗卫生机构数......110
Grass-roots Health Care Institutions Providing TCM Services
专业公共卫生机构数（个） 111
Number of Specialized Public Health Institutions
各地区专业公共卫生机构数（2021年） 112
Number of Specialized Public Health Institutions by Region (2021)
医疗卫生机构床位数（万张） 114
Number of Beds in Health Care Institutions (10000)
各地区医疗卫生机构床位数（2021年） 115
Number of Beds in Health Care Institutions by Region (2021)

医院床位数（万张）......117
Number of Beds in Hospitals (10000)
医院分科床位数及构成......118
Number & Percentage of Beds by Department in Hospitals
基层医疗卫生机构床位数（张）......119
Number of Beds in Grass-roots Health Care Institutions (Beds)
中医类医疗机构床位数（张）......120
Number of Beds in TCM Clinical Departments (Beds)
卫生人员数（万人）......121
Number of Health Personnel (10000)
各地区卫生人员数（2021年）......122
Number of Health Personnel by Region (2021)
卫生技术人员数（万人）......124
Number of Health Technical Personnel (10000)
每千人口卫生技术人员数......125
Number of Health Technical Personnel per 1000 Population
各地区每千人口卫生人员数（2021年）......126
Number of Health Personnel per 1000 Population by Region (2021)
卫生技术人员年龄、学历及技术职务构成（2021年）......128
Percentage of Health Technical Personnel by Age,
Educational-Level, and Technical Position (2021)
执业（助理）医师年龄、学历及技术职务构成（2021年）......129
Percentage of Physicians and Physician Assistants
by Age, Educational-Level, and Technical Position (2021)
各类别执业（助理）医师及构成......130
Physicians & Physician Assistants by Practicing Category

全科医生数（2021年）......130
Number of General Practitioners (2021)
分科执业（助理）医师构成（%）......131
Percentage of Physicians and Physician Assistants by Department
各类医疗卫生机构人员数（万人）......132
Number of Personnel in Health Care Institutions (10000)
非公医疗卫生机构人员数（万人）......133
Number of Health Personnel in Non-public Health Care Institutions (10000)
医院卫生人员数（2021年）......134
Number of Health Personnel in Hospitals (2021)
基层医疗卫生机构人员数（2021）......135
Number of Health Personnel in Grass-roots Health Care Institutions (2021)
社区卫生服务中心（站）及床位、人员数......136
Number of Community Health Centers (Stations), Beds and Personnel
乡镇卫生院机构、床位及人员数......137
Number of Township Health Centers, Beds and Personnel
各地区乡镇卫生院机构、床位及人员数（2021年）......138
Number of Township Health Centers, Beds and Personnel by Region (2021)
村卫生室及人员数......140
Number of Village Clinics and Personnel
各地区村卫生室及人员数（2021年）......141
Number of Village Clinics and Personnel by Region (2021)
中医药人员数......143
Number of Health Personnel of TCM
专业公共卫生机构人员数（2021年）......144
Number of Personnel in Specialized Public Health Institutions (2021)

疾病预防控制中心及人员数..145
Number of Centers for Disease Control & Prevention and Personnel
妇幼保健机构及床位、人员数..146
Number of MCH Institutions, Beds and Personnel
医学专业招生及在校学生数..147
Number of Medical Entrants and Enrolments
医学专业毕业人数...147
Number of Medical Graduates

附录1：香港和澳门特别行政区与台湾省卫生状况

Appendix Ⅰ: Health Status of Hong Kong, Macao Special Administrative Region and Taiwan Province

香港、澳门特别行政区和台湾省居民健康状况...151
Health Status of Hong Kong, Macao Special Administrative Region and Taiwan Province
香港特别行政区医疗卫生条件..152
Health Resources of Hong Kong Special Administrative Region
澳门特别行政区医疗卫生条件..153
Health Resources of Macao Special Administrative Region
台湾省医疗卫生条件...154
Health Resources of Taiwan Province

附录2：主要国家卫生状况

Appendix Ⅱ: Health Status of Main Countries

人口状况...157
Population Status

妇幼卫生状况......158
Maternal and Child Health Status
卫生设施......159
Health Facilities
卫生费用......160
Health Expenditure

附录3：我国主要人口与社会经济指标

Appendix Ⅲ: Main Indicators of Population,Society and Economy of China

全国行政区划（2021年底）......163
Division of Administrative Areas in China (End of 2021)
全国人口数......165
Population of China
各地区人口数......166
Population by Region
人口年龄构成（%）......168
Composition of Population by Age (%)
人口文化程度......169
Educational Level of the Population
国内生产总值和财政收支......170
Gross Domestic Products,Government Revenues and Expenditures
居民消费价格与商品零售价格指数（上年=100）......170
Consumer Price and Retail Price Index (Preceding Year=100)

一、居民健康状况

Health Status of Population

人均预期寿命（岁）

Life Expectancy at Birth (Years)

年份 Year	资料来源 Data Source	合计 Total	男 Male	女 Female
2000	全国第五次人口普查 The 5th National Population Census of the P.R.C.	71.4	69.6	73.3
2005	人口变动情况抽样调查 The Sample Survey of Population Changes	73.0	71.0	74.0
2010	全国第六次人口普查 The 6th National Population Census of the P.R.C.	74.8	72.4	77.4
2015	人口变动情况抽样调查 The Sample Survey of Population Changes	76.3	73.6	79.4
2018	生命登记及人口普查 The Vital Registration and Population Registration system	77.0	–	–
2019	生命登记及人口普查 The Vital Registration and Population Registration system	77.3	–	–
2020	全国第七次人口普查 The 7th National Population Census of the P.R.C.	77.93	75.37	80.88
2021	生命登记及人口普查 The Vital Registration and Population Registration system	78.2	–	–

注：2018 年、2019 年、2021 年人均预期寿命系根据生命登记及人口普查数据估算。2021 年为初算数据。

Note: 2018, 2019 and 2021 life expectancy was estimated according to vital registration and national census. Data for 2021 are prelimilary results.

人口出生率、死亡率和自然增长率

Birth, Death and Natural Increase Rate

年份 Year	出生率 Birth Rate （‰）	死亡率 Death Rate （‰）	自然增长率 Natural Increase Rate （‰）
2000	14.03	6.45	7.58
2005	12.40	6.51	5.89
2010	11.90	7.11	4.79
2014	13.83	7.12	6.71
2015	11.99	7.07	4.93
2017	12.64	7.06	5.58
2018	10.86	7.08	3.78
2019	10.41	7.09	3.32
2020	8.52	7.07	1.45
2021	7.52	7.18	0.34

资料来源：《中国统计年鉴》。

Source: *China Statistical Yearbook*.

各地区人均预期寿命、出生率和死亡率

Life Expectancy at Birth, Birth and Death Rate by Region

地　区 Region		人均预期寿命（岁） Life Expectancy at Birth （Years）			出生率 Birth Rate （‰）		死亡率 Death Rate （‰）	
		2000	2010	2020	2015	2020	2015	2020
总　计	**Total**	**71.40**	**74.83**	**77.93**	**11.99**	**8.52**	**7.07**	**7.07**
北　京	Beijing	76.10	80.18	82.49	7.96	6.99	4.95	5.19
天　津	Tianjin	74.91	78.89	81.30	5.84	5.99	5.61	5.92
河　北	Hebei	72.54	74.97	77.75	11.35	8.16	5.79	7.22
山　西	Shanxi	71.65	74.92	77.91	9.98	8.26	5.56	7.02
内蒙古	Inner Mongolia	69.87	74.44	77.56	7.72	7.20	8.35	7.30
辽　宁	Liaoning	73.34	76.38	78.68	6.17	5.16	6.59	8.59
吉　林	Jilin	73.10	76.18	78.41	5.87	4.84	5.53	7.81
黑龙江	Heilongjiang	72.37	75.98	78.25	6.00	3.75	6.60	8.23
上　海	Shanghai	78.14	80.26	82.55	7.52	5.02	5.07	5.58
江　苏	Jiangsu	73.91	76.63	79.32	9.05	6.65	7.03	6.49
浙　江	Zhejiang	74.70	77.73	80.19	10.52	7.13	5.50	6.56
安　徽	Anhui	71.85	75.08	77.96	12.92	9.45	5.94	7.96
福　建	Fujian	72.55	75.76	78.49	13.90	9.21	6.10	6.24
江　西	Jiangxi	68.95	74.33	77.64	13.20	9.48	6.24	6.61
山　东	Shandong	73.92	76.46	79.18	12.55	8.56	6.67	7.25

资料来源：《中国统计年鉴》，系第五、六、七次人口普查数。

Source: *China Statistical Yearbook*. Based on the results of the 5th, 6th and 7th Censuses of China.

续表 Continued

地 区 Region		人均预期寿命（岁）Life Expectancy at Birth（Years）			出生率 Birth Rate（‰）		死亡率 Death Rate（‰）	
		2000	2010	2020	2015	2020	2015	2020
河 南	Henan	71.54	74.57	77.60	12.70	9.24	7.05	7.15
湖 北	Hubei	71.08	74.87	78.00	10.74	8.28	5.83	7.67
湖 南	Hunan	70.66	74.70	77.88	13.58	8.53	6.86	7.92
广 东	Guangdong	73.27	76.49	79.31	11.12	10.28	4.32	4.70
广 西	Guangxi	71.29	75.11	78.06	14.05	11.36	6.15	6.46
海 南	Hainan	72.92	76.30	79.05	14.57	10.36	6.00	5.85
重 庆	Chongqing	71.73	75.70	78.56	11.05	7.47	7.19	7.70
四 川	Sichuan	71.20	74.75	77.79	10.30	7.60	11.05	8.48
贵 州	Guizhou	65.96	71.10	75.20	13.00	13.70	7.20	7.17
云 南	Yunnan	65.49	69.54	74.02	12.88	10.96	6.48	7.92
西 藏	Tibet	64.37	68.17	72.19	15.75	13.96	5.10	5.37
陕 西	Shaanxi	70.07	74.68	77.80	10.10	8.95	6.28	7.11
甘 肃	Gansu	67.47	72.23	75.64	12.36	10.55	6.15	7.91
青 海	Qinghai	66.03	69.96	73.96	14.72	11.43	6.17	6.65
宁 夏	Ningxia	70.17	73.38	76.58	12.62	11.59	4.58	5.88
新 疆	Xinjiang	67.41	72.35	75.65	15.59	6.94	4.51	5.46

监测地区孕产妇及 5 岁以下儿童死亡率

Maternal and Under-five Mortality in Surveillance Region

指标 Indicator	2010	2015	2019	2020	2021
孕产妇死亡率（1/10 万）Maternal Mortality Rate （Per 100 000 Live Births）	**30.0**	**20.1**	**17.8**	**16.9**	**16.1**
城市 Urban	29.7	19.8	16.5	14.1	15.4
农村 Rural	30.1	20.2	18.6	18.5	16.5
5 岁以下儿童死亡率（‰）Under 5 Mortality Rate （Per 1000 Live Births）	**16.4**	**10.7**	**7.8**	**7.5**	**7.1**
城市 Urban	7.3	5.8	4.1	4.4	4.1
农村 Rural	20.1	12.9	9.4	8.9	8.5
婴儿死亡率（‰）Infant Mortality Rate （Per 1000 Live Births）	**13.1**	**8.1**	**5.6**	**5.4**	**5.0**
城市 Urban	5.8	4.7	3.4	3.6	3.2
农村 Rural	16.1	9.6	6.6	6.2	5.8
新生儿死亡率（‰）Neonatal Mortality Rate （Per 1000 Live Births）	**8.3**	**5.4**	**3.5**	**3.4**	**3.1**
城市 Urban	4.1	3.3	2.0	2.1	1.9
农村 Rural	10.0	6.4	4.1	3.8	3.6

补充资料：新中国成立前孕产妇死亡率为 1500/10 万。

Note: Maternal mortality rate prior to 1949 was 1500 per 10 0000 live births.

监测地区孕产妇死亡原因（2021 年）

Leading Causes of Maternal Mortality in Surveillance Region (2021)

疾病名称 Diseases	合计 Total			城市 Urban			农村 Rural		
	位次 Rank	孕产妇死亡率 Maternal Mortality Rate（1/100000）	构成（%）	位次 Rank	孕产妇死亡率 Maternal Mortality Rate（1/100000）	构成（%）	位次 Rank	孕产妇死亡率 Maternal Mortality Rate（1/100000）	构成（%）
总计 Total									
产科出血 Obstetrics Hemorrhage	1	3.6	22.1	1	3.3	21.6	1	3.7	22.4
心脏病 Heart Disease	2	1.9	11.5	2	2.1	13.5	3	1.7	10.5
静脉血栓形成及肺栓塞症 Plumonary Embolism in Pregnancy	3	1.7	10.6	并列 3	1.2	8.1	2	2.0	11.8
妊娠期高血压疾病 Pregnancy-Induced Hypertention	4	1.3	8.0	并列 3	1.2	8.1	4	1.3	7.9
羊水栓塞 Amniotic Fluid Embolism	5	1.0	6.2	并列 4	0.8	5.4	5	1.1	6.6
系统性红斑性狼疮 Systemic lupus erythematosus	6	0.7	4.4	并列 4	0.8	5.4	7	0.7	3.9

部分地区居民前十位疾病死亡专率及死因构成（2021 年）

Mortality Rate of 10 Main Diseases in Certain Region (2021)

顺位 Rank	城市 Urban			农村 Rural		
	死亡原因 Causes（ICD-10）	死亡专率 Mortality Rate（1/100000）	构成（%）	死亡原因 Causes（ICD-10）	死亡专率 Mortality Rate（1/100000）	构成（%）
1	心脏病 Heart Disease	165.37	25.64	心脏病 Heart Disease	188.19	25.37
2	恶性肿瘤 Malignant Tumors	158.70	24.61	脑血管病 Cerebrovascular Disease	175.01	23.60
3	脑血管病 Cerebrovascular Disease	140.02	21.71	恶性肿瘤 Malignant Tumors	166.55	22.46
4	呼吸系统疾病 Diseases of the Respiratory System	54.49	8.45	呼吸系统疾病 Diseases of the Respiratory System	65.23	8.80
5	损伤及中毒 Injury & Poisoning	35.22	5.46	损伤及中毒 Injury & Poisoning	52.92	7.13
6	内分泌营养和代谢病 Endocrine,Nutritional & Metabolic Diseases	24.15	3.74	内分泌营养和代谢病 Endocrine,Nutritional & Metabolic Diseases	21.02	2.83
7	消化系统疾病 Diseases of the Digestive System	15.41	2.39	消化系统疾病 Diseases of the Digestive System	15.96	2.15
8	神经系统疾病 Diseases of the Nervous System	9.44	1.46	神经系统疾病 Diseases of the Nervous System	10.19	1.37
9	泌尿生殖系统疾病 Diseases of the Genitourinary System	6.75	1.05	泌尿生殖系统疾病 Diseases of the Genitourinary System	7.86	1.06
10	传染病 Infectious Disease	5.30	0.82	传染病 Infectious Disease	6.54	0.88
	十种死因合计 Total		**95.33**	**十种死因合计 Total**		**95.66**

注：①本表系 605 个死因监测点初步结果；②农村包括县及县级市。下表同。

Note: ① Data in this table are preliminary results from the 605 monitoring sites; ② Rural areas includes counties and county-level cities.The same for the next table.

续表 1 Continued

	城市男性 Urban-Male			农村男性 Rural-Male		
	死亡原因 Causes（ICD-10）	死亡专率 Mortality Rate（1/100000）	构成（%）	死亡原因 Causes（ICD-10）	死亡专率 Mortality Rate（1/100000）	构成（%）
1	恶性肿瘤 Malignant Tumors	200.10	27.20	恶性肿瘤 Malignant Tumors	212.47	25.28
2	心脏病 Heart Disease	171.26	23.28	脑血管病 Cerebrovascular Disease	191.89	22.83
3	脑血管病 Cerebrovascular Disease	155.32	21.11	心脏病 Heart Disease	191.75	22.81
4	呼吸系统疾病 Diseases of the Respiratory System	67.30	9.15	呼吸系统疾病 Diseases of the Respiratory System	77.66	9.24
5	损伤及中毒 Injury & Poisoning	42.93	5.83	损伤及中毒 Injury & Poisoning	66.51	7.91
6	内分泌营养和代谢病 Endocrine,Nutritional & Metabolic Diseases	24.31	3.30	消化系统疾病 Diseases of the Digestive System	20.18	2.40
7	消化系统疾病 Diseases of the Digestive System	18.76	2.55	内分泌营养和代谢病 Endocrine,Nutritional & Metabolic Diseases	19.37	2.30
8	神经系统疾病 Diseases of the Nervous System	9.36	1.27	神经系统疾病 Diseases of the Nervous System	9.74	1.16
9	泌尿生殖系统疾病 Diseases of the Genitourinary System	7.94	1.08	泌尿生殖系统疾病 Diseases of the Genitourinary System	9.34	1.11
10	传染病 Infectious Disease	7.36	1.00	传染病 Infectious Disease	8.98	1.07
	十种死因合计 Total		**95.77**	**十种死因合计 Total**		**96.12**

续表 2 Continued

	城市女性 Urban-Female			农村女性 Rural-Female		
	死亡原因 Causes（ICD-10）	死亡专率 Mortality Rate（1/100000）	构成（%）	死亡原因 Causes（ICD-10）	死亡专率 Mortality Rate（1/100000）	构成（%）
1	心脏病 Heart Disease	159.40	28.83	心脏病 Heart Disease	184.47	28.88
2	脑血管病 Cerebrovascular Disease	124.52	22.52	脑血管病 Cerebrovascular Disease	157.43	24.65
3	恶性肿瘤 Malignant Tumors	116.76	21.11	恶性肿瘤 Malignant Tumors	118.70	18.58
4	呼吸系统疾病 Diseases of the Respiratory System	41.51	7.51	呼吸系统疾病 Diseases of the Respiratory System	52.28	8.18
5	损伤及中毒 Injury & Poisoning	27.41	4.96	损伤及中毒 Injury & Poisoning	38.76	6.07
6	内分泌营养和代谢病 Endocrine,Nutritional & Metabolic Diseases	23.99	4.34	内分泌营养和代谢病 Endocrine,Nutritional & Metabolic Diseases	22.75	3.56
7	消化系统疾病 Diseases of the Digestive System	12.01	2.17	消化系统疾病 Diseases of the Digestive System	11.57	1.81
8	神经系统疾病 Diseases of the Nervous System	9.53	1.72	神经系统疾病 Diseases of the Nervous System	10.66	1.67
9	泌尿生殖系统疾病 Diseases of the Genitourinary System	5.56	1.00	泌尿生殖系统疾病 Diseases of the Genitourinary System	6.32	0.99
10	精神障碍 Mental Disorder	3.84	0.70	传染病 Infectious Disease	4.00	0.63
	十种死因合计 Total		**94.85**	**十种死因合计 Total**		**95.02**

甲乙类传染病报告发病及死亡人数（2021 年）

Number of Reported Cases and Deaths of Infectious Diseases (2021)

疾病名称 Diseases	发病例数 Number of Cases	死亡人数 Number of Deaths
总计　Total	**2727288**	**22179**
鼠疫　The Plague	1	0
霍乱　Cholera	5	0
传染性非典型肺炎　SARS		
艾滋病　AIDS	60154	19623
病毒性肝炎　Viral Hepatitis	1226165	520
脊髓灰质炎　Poliomyelitis	0	0
人感染高致病性禽流感　HpAI	0	0
麻疹　Measles	552	0
流行性出血热　Hemorrhage Fever	9187	64
狂犬病　Hydrophobia	157	150
流行性乙型脑炎　Encephalitis B	207	6
登革热　Dengue Fever	41	0
炭疽　Anthrax	392	2
细菌性和阿米巴性痢疾　Dysentery	50403	3
肺结核　Pulmonary Tuberculosis	639548	1763
伤寒和副伤寒　Typhoid and Paratyphoid Fever	7244	0
流行性脑脊髓膜炎　Epidemic Encephalitis	63	5
百日咳　Pertussis	9611	2
白喉　Diphtheria	0	0
新生儿破伤风　Neonatal Tetanus	23	1
猩红热　Scarlet Fever	29503	0
布鲁菌病　Brucellosis	69767	3
淋病　Gonorrhea	127803	0
梅毒　Syphilis	480020	30
钩端螺旋体病　Leptospirosis	403	2
血吸虫病　Schistosomiasis	13	0
疟疾　Malaria	783	3
人感染 H7N9 禽流感　Avian Influenza A（H7N9）	0	0
新型冠状病毒肺炎　COVID-19	15243	2

注：鼠疫和霍乱为甲类传染病，其余为乙类传染病。传染性非典型肺炎，新型冠状病毒肺炎，肺炭疽为乙类传染病甲类管理。

Note: Plague and cholera are a class infectious diseases, and the rest are B class infectious diseases. SARS, COVID-19 and anthrax are classified as class B infectious diseases under Class A management.

甲乙类传染病报告发病率及死亡率（2021 年）

Reported Morbidity and Mortality Rates of Infectious Diseases (2021)

疾病名称 Diseases	发病率 Morbidity Rate （1/100000）	死亡率 Mortality Rate （1/100000）
总计　Total	**193.46**	**1.57**
鼠疫　The Plague	0.00	
霍乱　Cholera	0.00	
传染性非典型肺炎　SARS		
艾滋病　AIDS	4.27	1.39
病毒性肝炎　Viral Hepatitis	86.98	0.04
脊髓灰质炎　Poliomyelitis		
人感染高致病性禽流感　HpAI		
麻疹　Measles	0.04	
流行性出血热　Hemorrhage Fever	0.65	0.00
狂犬病　Hydrophobia	0.01	0.01
流行性乙型脑炎　Encephalitis B	0.01	0.00
登革热　Dengue Fever	0.00	
炭疽　Anthrax	0.03	0.00
细菌性和阿米巴性痢疾　Dysentery	3.58	0.00
肺结核　Pulmonary Tuberculosis	45.37	0.13
伤寒和副伤寒　Typhoid and Paratyphoid Fever	0.51	
流行性脑脊髓膜炎　Epidemic Encephalitis	0.00	0.00
百日咳　Pertussis	0.68	0.00
白喉　Diphtheria		
新生儿破伤风　Neonatal Tetanus	0.00	0.00
猩红热　Scarlet Fever	2.09	
布鲁菌病　Brucellosis	4.95	0.00
淋病　Gonorrhea	9.07	
梅毒　Syphilis	34.05	0.00
钩端螺旋体病　Leptospirosis	0.03	0.00
血吸虫病　Schistosomiasis	0.00	
疟疾　Malaria	0.06	0.00
人感染 H7N9 禽流感　Avian Influenza A（H7N9）		
新型冠状病毒肺炎　COVID-19	1.08	0.00

注：新生儿破伤风发病率和死亡率单位为‰。

Note: Figures of morbidity and mortality rates of neonatal tetanus are culculated per 1000 population aged 1 year.

6～17岁儿童、青少年身体发育情况（城市）

6～17 Years OLd Physical Development of Children and Adolescents (Urban)

年龄（岁）Age（Year）	男性 Male				女性 Female			
	平均体重 Mean of Weight（kg）		平均身高 Mean of Height（cm）		平均体重 Mean of Weight（kg）		平均身高 Mean of Height（cm）	
	2012	2017	2012	2017	2012	2017	2012	2017
6	24.6	24.2	122.1	122.2	23.3	22.9	120.6	121.4
7	26.2	26.8	126.0	126.9	24.5	24.9	124.4	125.6
8	29.7	30.1	131.4	132.1	28.0	28.3	130.5	131.0
9	33.1	34.0	136.1	138.2	31.4	31.8	136.0	137.8
10	37.3	37.7	141.7	143.2	34.5	36.2	141.4	144.3
11	41.8	43.4	147.5	149.9	36.7	41.4	148.5	150.5
12	45.2	48.0	153.3	156.1	43.9	46.2	152.8	155.6
13	50.6	55.7	160.0	163.5	47.5	49.1	156.6	158.7
14	56.2	56.7	165.6	166.3	50.5	50.8	158.6	158.3
15	57.7	63.0	167.7	171.3	51.5	54.1	158.8	160.2
16	60.4	64.6	170.1	172.3	52.9	54.3	159.6	160.3
17	61.7	64.7	171.0	173.2	52.7	52.8	159.3	160.1

资料来源：《中国居民营养与慢性病状况报告（2020）》，下表同。

Source: *Report on the status of nutrition and chronic diseases of China （2020）*, the same for the next table.

6～17岁儿童、青少年身体发育情况（农村）

6～17 Years OLd Physical Development of Children and Adolescents (Rural)

年龄（岁）Age（Year）	男性 Male				女性 Female			
	平均体重 Mean of Weight（kg）		平均身高 Mean of Height（cm）		平均体重 Mean of Weight（kg）		平均身高 Mean of Height（cm）	
	2012	2017	2012	2017	2012	2017	2012	2017
6	22.4	23.1	118.4	120.8	21.6	21.7	117.5	119.5
7	24.9	24.6	123.9	124.1	23.7	23.3	122.6	122.8
8	27.4	28.1	128.7	130.1	26.6	26.3	128.0	128.4
9	30.8	30.8	133.3	134.1	29.0	29.0	133.1	133.5
10	34.0	33.5	138.4	138.7	33.1	33.3	139.2	140.1
11	37.8	37.3	144.0	144.1	31.8	37.8	144.4	146.4
12	41.8	42.0	149.6	150.5	41.0	42.1	149.8	151.4
13	46.3	47.2	155.9	157.6	44.8	45.3	153.5	153.5
14	50.7	51.6	161.3	162.9	47.7	47.5	156.0	155.9
15	54.0	57.7	165.2	168.6	50.0	51.5	156.9	158.0
16	56.3	60.1	166.8	170.4	50.8	51.8	157.5	158.5
17	58.0	59.7	168.3	170.3	51.6	52.1	158.1	157.9

二、公共卫生服务

Public Health Services

产妇保健情况

Statistics of Maternal Health Care

年份 Year	住院分娩率 Institutional Delivery Rate （%）			产前检查率 Prenatal Examination Rate （%）	产后访视率 Postnatal Visit Rate （%）
	总计 Total	市 City	县 County		
2010	97.8	99.2	96.7	94.1	90.8
2015	99.7	99.9	99.5	96.5	94.5
2019	99.9	100.0	99.8	96.8	94.1
2020	99.9	100.0	99.9	97.4	95.5
2021	99.9	100.0	99.9	97.6	96.0

3 岁以下儿童和产妇系统管理率

Systematic Management Rate of Maternal and Children Under-three

年份 Year	3 岁以下儿童系统管理率 Systematic Management Rate of Children Under-three （%）	产妇系统管理率 Maternal Systematic Management Rate （%）
2010	81.5	84.0
2015	90.7	91.5
2019	91.9	90.3
2020	92.9	92.7
2021	92.8	92.9

血吸虫病防治情况（2021 年）

Statistics of Schistosomiasis Control (2021)

地 区 Region		流行县（市、区）个数 Epidemic Areas	流行村人口数 Population in Epidemic Villages（10000）	年底病人数（人） Patients at the End of Year	年内治疗病人次数（人次） Treated Patients	累计达到消除标准县（市区） Cumulative Areas Reaching Criteria of Elimination	累计达到传播阻断标准县（市区） Cumulative Areas Reaching Criteria of Elimination	年内扩大化疗人次数（人次） Expasion Chemo-therapy
总计	**Total**	**451**	**7325.10**	**29041**	**18969**	**339**	**100**	**729254**
上海	Shanghai	8	286.00			8		
江苏	Jiangsu	65	1434.40	2496	753	58	7	1680
浙江	Zhejiang	54	952.50	876	961	54		489
安徽	Anhui	50	719.40	5080	4134	22	25	82171
福建	Fujian	16	92.80			16		
江西	Jiangxi	39	524.90	5516	4669	24	6	90104
湖北	Hubei	63	1023.10	7301	4100	36	27	185858
湖南	Hunan	41	692.20	5886	3632	15	26	166274
广东	Guangdong	14	56.30			14		
广西	Guangxi	20	102.40			20		
四川	Sichuan	63	1245.50	1367	612	61	2	165187
云南	Yunnan	18	195.60	519	108	11	7	37491

地方性氟中毒防治情况（2021 年）

Statistics of Endemic Fluorosis Control (2021)

项目 Item	病区县个数 Endemic Counties	病区村人口数 Population in Endemic Villages（10000）	氟斑牙人数 Cases of Dental Flurosis（10000）	氟骨症人数 Cases of Skeletal Flurosis（10000）	控制县个数 Counties Under Control	累计防治受益人口 Cumulative Beneficaries（10000）
饮水型 Water Type	1041	6624.5	29.8	6.6	953	6500.9
煤烟污染型 Burning Coal Pollution-Type	171	3333.9	5.5	15.4	171	3243.2

克山病、大骨节病、碘缺乏病防治情况（2021 年）

Statistics of Keshan Disease, Kashin-Beck Disease, Iodine Deficiency Disorder Control (2021)

疾病名称 Diseases	病区县个数 Endemic Counties	病区人口数 Population in Endemic Areas（100000000）	现症病人 Current Patients（10000）	累计控制（消除）县个数 Cumulative Counties Under Control
克山病 Keshan Disease	330	0.6	0.4	330
大骨节病 Kashin-Beck Disease	379	0.2	17.2	379
碘缺乏病 Iodine Deficiency Disorders	2799	13.1	4.5	2799

注：①克山病现症患者人数为潜在型、慢型、亚急型及急型克山病现患人数之和；②碘缺乏病病区县数和人口数系开展碘缺乏病防治工作的县数及人口数，并非碘缺乏病历史病区县数及人口数；③碘缺乏病现症病人数为II度甲状腺肿患者和克汀病患者之和。

Note: ① The number of current Keshan disease patients is the sum of potential, slow, subacute and acute Keshan disease patients; ② The number of counties and population in IDD areas are the number of counties and population carrying out IDD prevention and control, not the number of counties and population in IDD historical areas; ③ The current number of IDD patients is the sum of patients with grade Ⅱ goiter and patients with ketamine.

2021 年食源性疾病暴发的发生场所分布

Distribution of Foodborne Disease Outbreaks in 2021

发生场所	事件数（起）	百分比（%）	发病人数	百分比（%）	死亡人数	百分比（%）	病死率（%）
总计　Total	**5493**	**100.00**	**32334**	**100.00**	**117**	**100.00**	**0.36**
家庭　Family	2966	54.00	9932	30.72	108	92.31	1.09
餐饮服务场所　Catering Service	2396	43.62	21208	65.59	9	7.69	0.04
餐馆　Restaurant	998	18.17	7285	22.53		0.00	0.00
街头摊点　Street Vendors	329	5.99	1326	4.10	1	0.85	0.08
单位食堂　Work Unit Canteen	253	4.61	2504	7.74	2	1.71	0.08
门店[1]　Catering Stores	235	4.28	1283	3.97	4	3.42	0.31
学校食堂　School Canteen	207	3.77	4181	12.93		0.00	0.00
农村宴席　Rural Banquet	109	1.98	1862	5.76	1	0.85	0.05
集体用餐配送单位 The Company with Delivering Group Meal	78	1.42	1281	3.96		0.00	0.00
社会用餐配送单位 The Company with Delivering Social Meal	40	0.73	315	0.97	1	0.85	0.32
中央厨房　Central Kitchen	10	0.18	143	0.44		0.00	0.00
其他　Others	137	2.49	1028	3.18		0.00	0.00
校园[2]　School	48	0.87	750	2.32		0.00	0.00
其他　Others	83	1.51	444	1.37		0.00	0.00

注：[1] 包括食品超市、食品店、饮品店、小吃店等。

[2] 指进食与餐饮场所制备的食品无关，且发生在校园不包括学校食堂的事件。

Note: [1]including food supermarkets, food stores, beverage stores, snack bars, etc.

[2]It refers to the event that eating has nothing to do with the food prepared in the catering place and occurs on the campus, excluding the school canteen.

2021年度食品安全国家标准情况（2021年）
The National Food Safety Standards (2021)

标准分类 Standards Categories	期末实有 Number of Standards in 2021	本期新增（制定） Number of New Standards in 2021	本期修订 Number of Edited Standards in 2021	本期废止 Number of Abolished Standards in 2021
总计　Total	**1330**	**90**	**18**	**11**
基础标准 Basic standards	13	1	2	2
食品原料及产品标准 Food raw materials and product standards	70		2	1
营养与特殊膳食类食品标准 Nutrition and Foods for Special Dietary Uses Standards	63	4	2	
食品添加剂标准 Food Additives Standards	646	42	2	7
食品相关产品标准 Food Related Products Standards	15			
生产经营卫生要求标准 Hygienic requirements and standards for production and operation	34	4		
检验方法与规程标准 Inspection methods, procedures and standards	489	39	10	1

新发职业病报告病例数（人）

Statistics of Registered New Cases of Occupational Diseases

病种 Categories of Occupational Disease	2020	2021
合计 Total	**17064**	**15407**
职业性尘肺病（肺尘着病）及其他呼吸系统疾病 Occupational Pneumoconioses and Other Occupational Respiratory Diseases	14408	11877
职业性皮肤病 Occupational Dermatoses	63	83
职业性眼病 Occupational Eye Diseases	24	43
职业性耳鼻喉口腔疾病 Occupational Otolaryngologic and Stomatological Diseases	1310	2123
职业性化学中毒 Occupational Diseases Caused by Chemical Agents	486	567
物理因素所致职业病 Occupational Diseases Caused by Physical Agents	217	283
职业性放射性疾病 Occupational Radiation-induced Diseases	10	5
职业性传染病 Occupational Infectious Diseases	488	339
职业性肿瘤 Occupational Cancer	48	79
其他职业病 Other Occupational Diseases	10	8

被监督单位基本情况（2021 年）

Statistics of Inspected Field (2021)

项目 Item	单位数 （个） Number of Cases	从业人员数 （人） Number of Staffs	其中：持健康证 （资质）人数 Staffs with Health Certificates
公共场所卫生 Public Place Hygiene	1595797	8060564	7845359
饮用水卫生 Drinking Water Hygiene	104141	744473	689811
学校卫生 School Hygiene	193586	–	–
放射诊疗 Radiation Health	76846	–	–
涉水产品 Water Related Products	6346	124994	90563
消毒产品 Disinfection Products	10817	212351	174313
餐饮具集中消毒 Centralized Disinfection of Tableware	4018	43860	42777
妇幼健康 Maternal's and Children's Health	20031	–	–
职业健康检查、职业病诊断、放射卫生技术机构 Technical Institutions for Occupational Health Examination, Occupational Disease Diagnosis and Radiation Health	5328	–	–

卫生行政处罚情况（2021 年）

Statistics of Health Administrative Punishments (2021)

项目 Item	案件数（件） Number of Cases	处罚决定（件） Punishments				行政措施（起） Administrative Measures	
		警告 Warning	罚款 Fine	责令停产停业 Ordering to Suspend Production &Operation	吊销卫生许可证 Revoking Hygiene Licenses	责令改正 Rectification	取缔 Ban
公共场所卫生 Public Place Hygiene	106011	100613	69946	96	16	27535	–
饮用水卫生 Drinking Water Hygiene	4079	–	3411	–		1165	–
学校卫生 School Hygiene	7329	7260	–	–	–	1606	–
职业病防治机构 Occupational Disease Prevention & Control Institutions	598	570	205	–	–	111	–
放射诊疗 Radiation Therapy	7705	7214	4931	–	1	2035	–
消毒产品 Disinfection Product	2529	–	2494	–	4	1098	–
餐饮具集中消毒 Centralized Disinfection of Tableware	1475	1237	361	13	–	341	–
传染病防治 Prevention & Control of Infectious Diseases	78687	61385	41419	–	30	15446	
医疗卫生 Medical Services	42299	30043	27199	–	194	10204	–
无证行医 Uncertified or Unlicensed Practitioners	11877	–	11615	–	3543	–	–
血液安全 Blood Safety	57	52	23	–		13	–
妇幼健康 Maternal's and Children's Health	816	697	492	7	1	142	–
用人单位 Employment Organization	17308	16395	4125	7	–	3498	–
职业卫生技术服务机构 Occupational Health Technical Service Organization	59	54	43	–	–	10	–

三、医疗服务（医院）

Health Services (Hospitals)

医疗卫生机构诊疗人次及入院人次数

Number of Visits and Inpatients in Health Care Institutions

年份 Year	诊疗人次数（亿人次） Visits（100 Millions）	医院 Hospitals	基层医疗卫生机构 Grass-roots Health Care Institutions	入院人次数（万人次） Inpatients（10000）	医院 Hospitals	基层医疗卫生机构 Grass-roots Health Care Institutions
2010	58.38	20.40	36.12	14174	9524	3950
2015	76.93	30.84	43.42	21053	16087	4036
2018	83.08	35.77	44.06	25453	20017	4375
2019	87.20	38.42	45.31	26596	21183	4295
2020	77.41	33.23	41.16	23013	18352	3707
2021	84.71	38.82	42.50	24726	20149	3592

各类医疗卫生机构诊疗人次及入院人次数（2021 年）

Number of Visits and Inpatients in Health Care Institutions (2021)

机构名称 Institution	诊疗人次 Visits		入院人次数 Inpatients	
	亿人次（100 Millions）	构成（%）	万人次（10000）	构成（%）
总计 Total	**84.71**	**100.0**	**24726**	**100.0**
医院 Hospitals	38.82	45.8	20149	81.5
基层医疗卫生机构 Grass-roots Health Care Institutions	42.50	50.2	3592	14.5
其他机构 Others	3.38	4.0	985	4.0

各地区医疗卫生机构诊疗人次数（2021年）

Number of Visits in Health Care Institutions by Region (2021)

地　区 Region	诊疗人次数 （万人次） Visits （10000）	地　区 Region	诊疗人次数 （万人次） Visits （10000）
总　计　Total	**847058.1**	江　西　Jiangxi	22864.6
东　部　Eastern	421562.9	山　东　Shandong	67152.7
中　部　Central	219113.4	河　南　Henan	61873.2
西　部　Western	206381.8	湖　北　Hubei	34398.4
		湖　南　Hunan	30125.5
北　京　Beijing	22747.6	广　东　Guangdong	81669.4
天　津　Tianjin	10853.5	广　西　Guangxi	25569.6
河　北　Hebei	39874.7	海　南　Hainan	5055.0
山　西　Shanxi	13440.7	重　庆　Chongqing	19363.3
内蒙古　Inner Mongolia	10291.3	四　川　Sichuan	54647.4
辽　宁　Liaoning	16727.6	贵　州　Guizhou	18087.8
吉　林　Jilin	10360.8	云　南　Yunnan	29365.8
黑龙江　Heilongjiang	9644.1	西　藏　Tibet	1620.5
上　海　Shanghai	26691.4	陕　西　Shaanxi	18704.9
江　苏　Jiangsu	56976.2	甘　肃　Gansu	11520.4
浙　江　Zhejiang	67104.7	青　海　Qinghai	2651.0
安　徽　Anhui	36406.1	宁　夏　Ningxia	4116.7
福　建　Fujian	26710.0	新　疆　Xinjiang	10442.9

各地区医疗卫生机构入院人次数（2021 年）

Number of Inpatients in Health Care Institutions by Region (2021)

地　区 Region	入院人次数 （万人次） Inpatients （10000）	地　区 Region	入院人次数 （万人次） Inpatients （10000）
总　计　Total	**24725.6**	江　西　Jiangxi	861.6
东　部　Eastern	9356.3	山　东　Shandong	1823.2
中　部　Central	7681.6	河　南　Henan	1914.9
西　部　Western	7687.7	湖　北　Hubei	1214.7
		湖　南　Hunan	1510.0
北　京　Beijing	367.7	广　东　Guangdong	1729.3
天　津　Tianjin	162.7	广　西　Guangxi	1067.6
河　北　Hebei	1025.0	海　南　Hainan	128.2
山　西　Shanxi	445.8	重　庆　Chongqing	730.5
内蒙古　Inner Mongolia	311.8	四　川　Sichuan	1863.0
辽　宁　Liaoning	614.2	贵　州　Guizhou	844.9
吉　林　Jilin	343.3	云　南　Yunnan	993.9
黑龙江　Heilongjiang	442.1	西　藏　Tibet	32.2
上　海　Shanghai	448.1	陕　西　Shaanxi	728.4
江　苏　Jiangsu	1415.7	甘　肃　Gansu	445.1
浙　江　Zhejiang	1081.2	青　海　Qinghai	98.2
安　徽　Anhui	949.3	宁　夏　Ningxia	108.1
福　建　Fujian	561.0	新　疆　Xinjiang	464.0

各类医院诊疗人次数（亿人次）

Number of Visits in Different Types of Hospitals (100 Million)

医院名称 Hospital	2010	2015	2019	2020	2021
总计 Total	**20.40**	**30.84**	**38.42**	**33.23**	**38.82**
按登记注册类型分 By the Type of Registration					
公立医院 Public Hospitals	18.74	27.12	32.72	27.92	32.70
民营医院 Non-public Hospitals	1.66	3.71	5.70	5.31	6.13
按医院等级分 By Level					
# 三级医院 Tertiary Hospitals	7.60	14.98	20.57	17.98	22.30
二级医院 Secondary Hospitals	9.31	11.72	13.43	11.56	12.55
一级医院 Primary Hospitals	1.46	2.06	2.30	2.02	2.16
按类别分 By Category					
# 综合医院 General Hospitals	15.11	22.57	27.79	23.86	27.80
中医医院 TCM Hospitals	3.28	4.85	5.86	5.18	5.97
专科医院 Specialist Hospitals	1.68	2.77	3.86	3.38	4.11

各地区医院诊疗人次数（2021 年）
Number of Visits in Hospitals by Region (2021)

地　区 Region	合计 Total （10000）	公立医院 Public Hospitals （10000）	民营医院 Non-public Hospitals （10000）
总　计　Total	**388245.1**	**326954.3**	**61290.8**
东　部　Eastern	198942.6	167878.5	31064.1
中　部　Central	92861.3	77202.5	15658.7
西　部　Western	96441.2	81873.3	14568.0
北　京　Beijing	14254.0	11716.0	2538.0
天　津　Tianjin	6557.7	5163.7	1394.0
河　北　Hebei	17363.4	13979.5	3383.9
山　西　Shanxi	7370.4	6282.6	1087.9
内蒙古　Inner Mongolia	5672.1	5071.7	600.4
辽　宁　Liaoning	10571.5	8316.0	2255.6
吉　林　Jilin	5844.9	4841.4	1003.6
黑龙江　Heilongjiang	6253.0	5287.7	965.3
上　海　Shanghai	17019.5	15661.9	1357.6
江　苏　Jiangsu	25239.1	19101.1	6138.0
浙　江　Zhejiang	29842.5	26027.6	3814.9
安　徽　Anhui	13984.1	11254.8	2729.3
福　建　Fujian	10721.9	9479.7	1242.2
江　西　Jiangxi	8855.8	7641.7	1214.1
山　东　Shandong	26023.4	21653.4	4370.0

续表 Continued

地　区 Region	合计 Total （10000）	公立医院 Public Hospitals （10000）	民营医院 Non-public Hospitals （10000）
河　南　Henan	23160.8	18304.1	4856.7
湖　北　Hubei	15215.9	13400.0	1815.8
湖　南　Hunan	12176.3	10190.3	1986.1
广　东　Guangdong	39094.3	34809.2	4285.2
广　西　Guangxi	11550.4	10733.3	817.1
海　南　Hainan	2255.3	1970.5	284.8
重　庆　Chongqing	8422.8	6841.1	1581.7
四　川　Sichuan	23355.1	19455.3	3899.8
贵　州　Guizhou	8310.0	6392.2	1917.8
云　南　Yunnan	12456.6	10097.7	2358.9
西　藏　Tibet	769.8	603.0	166.8
陕　西　Shaanxi	10336.7	8534.4	1802.3
甘　肃　Gansu	5608.2	5064.5	543.8
青　海　Qinghai	1479.1	1295.7	183.4
宁　夏　Ningxia	2139.1	1807.8	331.3
新　疆　Xinjiang	6341.4	5976.7	364.7

各类医院入院人次数（万人次）

Number of Inpatients in Different Types of Hospitals (10000)

医院名称 Hospital	2010	2015	2019	2020	2021
总计　Total	**9524**	**16087**	**21183**	**18352**	**20149**
按登记注册类型分　By the Type of Registration					
公立医院 Public Hospitals	8724	13721	17487	14835	16404
民营医院 Non-public Hospitals	800	2365	3696	3517	3745
按医院等级分　By Level					
# 三级医院 Tertiary Hospitals	3097	6829	10483	9373	11246
二级医院 Secondary Hospitals	5116	7121	8380	6965	6890
一级医院 Primary Hospitals	464	965	1151	1117	1120
按类别分　By Category					
# 综合医院 General Hospitals	7505	12335	15842	13588	14821
中医医院 TCM Hospitals	1168	2102	2878	2556	2766
专科医院 Specialist Hospitals	733	1380	2024	1821	2129

各地区医院入院人次数（2021年）

Number of Inpatients in Hospitals by Region (2021)

地　区 Region		合计 Total （10000）	公立医院 Public Hospitals （10000）	民营医院 Non-public Hospitals （10000）
总　计	**Total**	**20148.9**	**16403.6**	**3745.3**
东　部	Eastern	8082.7	6697.9	1384.8
中　部	Central	6117.9	4930.0	1187.9
西　部	Western	5948.2	4775.7	1172.6
北　京	Beijing	357.5	302.5	55.0
天　津	Tianjin	160.9	151.4	9.6
河　北	Hebei	897.7	727.6	170.1
山　西	Shanxi	412.7	329.4	83.3
内蒙古	Inner Mongolia	281.2	256.0	25.2
辽　宁	Liaoning	579.2	454.6	124.6
吉　林	Jilin	328.0	257.3	70.7
黑龙江	Heilongjiang	411.1	332.7	78.4
上　海	Shanghai	432.5	405.8	26.7
江　苏	Jiangsu	1168.3	849.3	319.0
浙　江	Zhejiang	989.2	847.1	142.1
安　徽	Anhui	831.7	656.6	175.1
福　建	Fujian	481.7	402.1	79.6
江　西	Jiangxi	641.2	517.3	123.9
山　东	Shandong	1489.9	1236.2	253.6

续表 Continued

地　区 Region	合计 Total （10000）	公立医院 Public Hospitals （10000）	民营医院 Non-public Hospitals （10000）
河　南　Henan	1524.6	1184.6	340.0
湖　北　Hubei	903.9	784.2	119.8
湖　南　Hunan	1064.6	868.0	196.6
广　东　Guangdong	1412.9	1225.5	187.4
广　西　Guangxi	693.4	619.6	73.8
海　南　Hainan	112.8	95.8	17.0
重　庆　Chongqing	502.3	360.8	141.5
四　川　Sichuan	1357.0	1032.3	324.6
贵　州　Guizhou	672.1	473.2	198.9
云　南　Yunnan	793.8	630.9	162.9
西　藏　Tibet	30.7	21.5	9.2
陕　西　Shaanxi	649.5	511.0	138.6
甘　肃　Gansu	361.9	317.8	44.1
青　海　Qinghai	89.5	77.7	11.8
宁　夏　Ningxia	99.1	85.4	13.7
新　疆　Xinjiang	417.7	389.5	28.2

各级公立医院诊疗人次及入院人次数

Number of Visits and Inpatients in Public Hospitals

	2010	2015	2019	2020	2021
诊疗人次数（亿人次）	**18.74**	**27.12**	**32.72**	**27.92**	**32.70**
Visits （100 Millions）					
# 三级医院	7.53	14.62	19.80	17.17	21.25
Tertiary Hospitals					
二级医院	9.02	10.86	11.72	9.81	10.50
Secondary Hospitals					
一级医院	1.02	1.04	0.76	0.57	0.55
Primary Hospitals					
入院人次数（万人次）	**8724**	**13721**	**17487**	**14835**	**16404**
Inpatients （10000）					
# 三级医院	3065	6633	10001	8880	10636
Tertiary Hospitals					
二级医院	4941	6525	7138	5681	5509
Secondary Hospitals					
一级医院	287	347	215	164	148
Primary Hospitals					

医院分科门急诊人次数及构成
Number & Percentage of Outpatient and Emergency Visits in Hospitals by Department

科别 Department	门急诊人次 Number of Visits （10000）		构成 （%）	
	2020	2021	2020	2021
总计　Total	**323176**	**378021**	**100.0**	**100.0**
预防保健科　Preventive Care Department	1474	1805	0.5	0.5
全科医疗科　General Practical Department	4130	4740	1.3	1.3
内科　Internal Medical Department	70144	79801	21.7	21.1
外科　Surgical Department	32244	37900	10.0	10.0
儿科　Pediatric Department	22328	28533	6.9	7.6
妇产科　Obs. & Gyn. Department	26908	28832	8.3	7.6
眼科　Ophthalmologic Department	10451	12494	3.2	3.3
耳鼻咽喉科　ENT Department	8392	10105	2.6	2.7
口腔科　Stomatologic Department	10529	12701	3.3	3.4
皮肤科　Dermatological Department	9164	11147	2.8	2.9
精神科　Psychiatric Department	5864	6687	1.8	1.8
传染科　Infectious Disease Department	5555	6968	1.7	1.8
肿瘤科　Oncology Department	4693	5576	1.5	1.5
急诊医学科　Emergency Department	17882	21727	5.5	5.7
康复医学科　Rehabilitation Medical Department	3109	3762	1.0	1.0
中医科　TCM Department	58795	66175	18.2	17.5
其他　Others	31516	39070	9.8	10.7

注：本表系医院分科门急诊人次数。

Note: Data in this table are outpatient and emergency visits in hospitals by department.

医院分科出院人次数及构成

Number & Percentage of Inpatients Visits in Hospitals by Department

科别 Department	出院人次数 Inpatients （10000）		构成 （%）	
	2020	2021	2020	2021
总计　Total	**18333.5**	**20061.2**	**100.0**	**100.0**
预防保健科　Preventive Care Department	5.7	6.4	0.0	0.0
全科医疗科　General Practical Department	152.3	161.0	0.8	0.8
内科　Internal Medical Department	5126.9	5518.0	28.0	27.5
外科　Surgical Department	3580.9	3976.8	19.5	19.8
儿科　Pediatric Department	1221.8	1421.1	6.7	7.0
妇产科　Obs. & Gyn. Department	1584.8	1539.8	8.6	7.6
眼科　Ophthalmologic Department	546.9	630.0	3.0	3.1
耳鼻咽喉科　ENT Department	293.9	349.7	1.6	1.7
口腔科　Stomatologic Department	54.1	60.7	0.3	0.3
皮肤科　Dermatological Department	49.3	58.4	0.3	0.3
精神科　Psychiatric Department	324.5	394.1	1.8	2.0
传染科　Infectious Disease Department	246.4	259.1	1.3	1.3
肿瘤科　Oncology Department	1009.2	1211.0	5.5	6.0
急诊医学科　Emergency Department	149.4	154.6	0.8	0.8
康复医学科　Rehabilitation Medical Department	310.1	348.0	1.7	1.7
中医科　TCM Department	2792.0	2932.9	15.2	14.6
其他　Others	885.3	1039.7	4.8	5.3

非公医疗机构医疗服务情况

Health Servicesin in Non-public Health Care Institutions

机构名称	2010	2015	2019	2020	2021
总诊疗人次数（万人次）	**135036**	**171420**	**197966**	**181591**	**192756**
Number of Visits（10000）					
# 医院	16582	37121	57008	53094	61291
Hospitals					
基层医疗卫生机构	118258	134018	140787	128339	131291
Grass-roots Health Care Institutions					
占同类机构比重（%）	23.1	22.3	22.7	23.5	22.8
As % of Same Type Institutions					
# 医院	8.1	12.0	14.8	16.0	15.8
Hospitals					
基层医疗卫生机构	32.7	30.9	31.1	31.2	30.9
Grass-roots Health Care Institutions					
出院人次数（万人次）	**878**	**2407**	**3731**	**3539**	**3776**
Number of Inpatients （10000）					
# 医院	797	2334	3663	3487	3698
Hospitals					
基层医疗卫生机构	78	68	62	47	72
Grass-roots Health Care Institutions					
占同类机构比重（%）	6.2	11.5	14.1	15.4	15.3
As % of Same Type Institutions					
# 医院	8.4	14.6	17.4	19.0	18.4
Hospitals					
基层医疗卫生机构	2.0	1.7	1.5	1.3	2.0
Grass-roots Health Care Institutions					

医院病床使用率（%）
Occupacy Rate of Hospital Beds (%)

	2010	2015	2019	2020	2021
总计 Total	**86.7**	**85.4**	**83.6**	**72.3**	**74.6**
按登记注册类型分 By the Type of Registration					
公立医院 Public Hospitals	90.0	90.4	91.2	77.4	80.3
民营医院 Non-public Hospitals	59.0	62.8	61.4	58.3	59.9
按医院等级分 By Level					
# 三级医院 Tertiary Hospitals	102.9	98.8	97.5	81.3	85.3
二级医院 Secondary Hospitals	87.3	84.1	81.6	70.7	71.1
一级医院 Primary Hospitals	56.6	58.8	54.7	52.1	52.1
按类别分 By Category					
# 综合医院 General Hospitals	87.5	86.1	84.8	72.4	74.9
中医医院 TCM Hospitals	84.1	84.7	83.4	72.3	73.9
专科医院 Specialist Hospitals	85.7	83.2	80.2	72.8	75.1

各地区医院病床使用率（2021 年）

Occupancy Rate of Hospital Beds by Region (2021)

地　区 Region	合计 Total （%）	公立医院 Public Hospitals （%）	民营医院 Non-public Hospitals （%）
总　计　Total	**74.6**	**80.3**	**59.9**
东　部　Eastern	74.2	79.7	60.6
中　部　Central	73.6	79.4	57.8
西　部　Western	76.2	82.2	61.1
北　京　Beijing	73.2	78.2	58.4
天　津　Tianjin	68.4	74.2	43.3
河　北　Hebei	68.9	75.0	53.0
山　西　Shanxi	67.0	73.8	48.1
内蒙古　Inner Mongolia	60.1	66.0	31.1
辽　宁　Liaoning	62.7	68.3	50.0
吉　林　Jilin	66.3	71.4	54.3
黑龙江　Heilongjiang	55.4	56.0	53.7
上　海　Shanghai	89.3	92.5	81.1
江　苏　Jiangsu	77.2	83.3	67.6
浙　江　Zhejiang	79.9	85.9	67.1
安　徽　Anhui	70.7	78.7	52.9
福　建　Fujian	73.6	78.2	59.3
江　西　Jiangxi	76.2	80.5	64.6
山　东　Shandong	75.3	81.8	56.8

续表 Continued

地 区 Region	合计 Total (%)	公立医院 Public Hospitals (%)	民营医院 Non-public Hospitals (%)
河 南 Henan	80.1	86.4	64.1
湖 北 Hubei	78.9	84.7	55.7
湖 南 Hunan	77.6	84.7	59.0
广 东 Guangdong	74.3	79.0	59.6
广 西 Guangxi	81.6	85.7	67.2
海 南 Hainan	68.3	73.5	52.4
重 庆 Chongqing	78.2	88.2	58.8
四 川 Sichuan	82.2	90.0	66.9
贵 州 Guizhou	76.5	83.4	66.4
云 南 Yunnan	78.5	86.6	60.3
西 藏 Tibet	56.6	57.2	54.5
陕 西 Shaanxi	72.4	78.6	57.1
甘 肃 Gansu	69.6	72.1	56.3
青 海 Qinghai	66.6	70.2	46.5
宁 夏 Ningxia	67.4	74.4	45.3
新 疆 Xinjiang	73.7	77.8	43.4

医院平均住院日（天）

Average Length of Stay in Hospitals (Days)

医院名称 Hospital	2010	2015	2019	2020	2021
总计 Total	**10.5**	**9.6**	**9.1**	**9.5**	**9.2**
按登记注册类型分 By the Type of Registration					
公立医院 Public Hospitals	10.7	9.8	9.1	9.3	9.0
民营医院 Non-public Hospitals	8.4	8.5	9.4	10.3	10.5
按医院等级分 By Level					
# 三级医院 Tertiary Hospitals	12.5	10.4	9.2	9.3	8.8
二级医院 Secondary Hospitals	9.4	8.9	8.8	9.3	9.4
一级医院 Primary Hospitals	9.1	9.0	9.2	10.2	9.9
按类别分 By Category					
# 综合医院 General Hospitals	9.8	8.9	8.3	8.5	8.2
中医医院 TCM Hospitals	10.6	9.9	9.3	9.5	9.3
专科医院 Specialist Hospitals	17.3	14.5	14.3	15.7	15.7

医院医师日均担负诊疗人次数和住院床日

Daily Visits and Inpatients per Physician in Hospitals

医院名称 Hospital	医师日均担负诊疗人次 Daily Visits per Physician		医师日均担负住院床日 Daily Inpatients per Physician	
	2020	2021	2020	2021
总计 Total	5.9	6.5	2.2	2.2
按登记注册类型分 By the Type of Registration				
公立医院 Public Hospitals	6.3	7.0	2.2	2.2
民营医院 Non-public Hospitals	4.3	4.7	2.1	2.3
按医院等级分 By Level				
# 三级医院 Tertiary Hospitals	6.3	7.2	2.1	2.2
二级医院 Secondary Hospitals	5.8	6.2	2.3	2.3
一级医院 Primary Hospitals	4.5	4.8	1.8	1.9
按类别分 By Category				
# 综合医院 General Hospitals	6.0	6.8	2.0	2.1
中医医院 TCM Hospitals	6.1	6.6	2.0	2.0
专科医院 Specialist Hospitals	4.8	5.4	3.0	3.2

综合医院医师日均担负诊疗人次数和住院床日

Daily Visits and Inpatients per Physician in General Hospitals

指标 Indicator	2020	2021
医师日均担负诊疗人次数 Daily Visits per Physician	**6.4**	**7.2**
委属 Hospitals of the Commission	7.6	8.7
省属 Provincial Hospitals	6.4	7.5
地级市属 Hospitals of Prefecture Cities	6.3	7.1
县级市属 Hospitals of County-level Cities	6.8	7.5
县属 County Hospitals	6.4	6.9
医师日均担负住院床日 Daily Inpatients per Physician	**2.1**	**2.1**
委属 Hospitals of the Commission	1.7	1.9
省属 Provincial Hospitals	1.9	2.0
地级市属 Hospitals of Prefecture Cities	2.0	2.1
县级市属 Hospitals of County-level Cities	1.9	1.9
县属 County Hospitals	2.5	2.4

注：本表系政府办综合医院数字。

Note: Data in this table are of government-run general hospitals.

医院收入与支出（2021 年）
Incomes and Expenditures of Hospital (2021)

指标 Indicator	医院 Hospitals	公立医院 Public Hospitals	三级医院 Third-level Hospitals	二级医院 Second-level Hospitals	一级医院 First-level Hospitals
院均总收入（万元） Income per Hospital （10000 Yuan）	**11404**	**31315**	**97762**	**14215**	**1438**
# 财政拨款收入 Income from Appropriations	1206	3808	9719	2590	470
事业收入 Income from Undertaking	9889	26675	85483	11247	900
内：医疗收入 Medical Income	9828	26485	84742	11229	896
内：药品收入 Drug Income	2879	7797	24717	3395	331
科教收入 Science and Education Project Payment	55	170	687	6	1
院均总费用（万元） Expenditure per Hospital （10000 Yuan）	**10913**	**29851**	**93274**	**13554**	**1367**
# 业务活动费用 Medical Cost	9343	26281	83121	11510	1094
财政拨款经费 Expenditure from Appropriations	664	2048	5147	1406	335
科教经费 Science and Education Project Payment	54	146	550	21	2
单位管理费用 Administrative Cost	1284	3128	8958	1768	221
财政拨款经费 Expenditure from Appropriations	168	514	1220	386	72
科教经费 Science and Education Project Payment	7	15	50	5	1
业务活动和单位管理费用中的药品费 * Drug Expense	2718	7581	24106	3271	318
次均门诊费用（元） Average Medical Expense per Visit （Yuan）	**329.2**	**320.9**	**370.1**	**232.2**	**176.2**
# 药费 Drug	123.3	124.6	143.0	90.9	86.2
次均住院费用（元） Average Medical Expense per Inpatient （Yuan）	**11002.9**	**11674.7**	**14286.8**	**6842.5**	**5501.7**
# 药费 Drug	2759.5	2895.5	3523.9	1737.6	1346.3

注：统计范围为 36570 个医院。

Note: Data in this table are of 36570 hospitals.

公立医院次均门诊费用

Average Medical Expense per Outpatient Visit in Public Hospitals

年份 Year	次均门诊费用（元） Medical Expense per Visit（Yuan）	药费 Drugs	检查费 Examinations	占门诊费用 % As % of Outpatient Expense 药费 Drugs	检查费 Examinations
合计 Total					
2010	167.3	87.4	30.8	52.3	18.4
2015	235.2	113.7	44.3	48.4	18.8
2019	287.6	120.9	56.1	42.0	19.5
2020	320.2	129.8	64.4	40.5	20.1
2021	320.9	124.6	65.3	38.8	20.4
# 三级医院 Tertiary Hospitals					
2010	220.2	117.6	37.9	53.4	17.2
2015	283.7	139.8	51.1	49.3	18.0
2019	337.6	141.3	65.3	41.8	19.4
2020	373.6	150.8	74.9	40.4	20.1
2021	370.1	143.0	75.4	38.6	20.4
二级医院 Secondary Hospitals					
2010	139.3	70.5	28.9	50.6	20.8
2015	184.1	85.0	39.2	46.2	21.3
2019	214.5	90.4	44.1	42.1	20.5
2020	238.4	96.8	49.7	40.6	20.9
2021	232.2	90.9	48.3	39.1	20.8
一级医院 Primary Hospitals					
2010	93.1	51.6	11.5	55.4	12.4
2015	132.9	70.6	17.6	53.1	13.3
2019	162.2	82.6	19.8	50.9	12.2
2020	175.5	90.2	21.8	51.4	12.4
2021	176.2	86.2	22.6	48.9	12.8

公立医院次均住院费用

Average Medical Expense per Inpatient in Public Hospitals

年份 Year	次均住院费用（元） Medical Expense per Inpatient （Yuan）	药费 Drugs	检查费 Examinations	占住院费用 % As % of Inpatient Expense 药费 Drugs	检查费 Examinations
合计 Total					
2010	6415.9	2784.3	460.8	43.4	7.2
2015	8833.0	3259.6	753.4	36.9	8.5
2019	10484.3	2854.4	1021.1	27.2	9.7
2020	11364.3	2953.2	1131.6	26.0	10.0
2021	11674.7	2895.5	1195.5	24.8	10.2
# 三级医院 Tertiary Hospitals					
2010	10442.4	4440.9	765.5	42.5	7.3
2015	12599.3	4641.6	1078.1	36.8	8.6
2019	13670.0	3699.9	1321.8	27.1	9.7
2020	14442.0	3749.7	1423.5	26.0	9.9
2021	14286.8	3523.9	1449.5	24.7	10.1
二级医院 Secondary Hospitals					
2010	4338.6	1944.8	303.4	44.8	7.0
2015	5358.2	1981.2	456.2	37.0	8.5
2019	6232.4	1726.9	624.1	27.7	10.0
2020	6760.5	1765.3	700.1	26.1	10.4
2021	6842.5	1737.6	730.8	25.4	10.7
一级医院 Primary Hospitals					
2010	2844.3	1243.7	185.9	43.7	6.5
2015	3844.5	1525.3	304.4	39.7	7.9
2019	5100.4	1470.8	443.4	28.8	8.7
2020	5447.9	1395.3	488.9	25.6	9.0
2021	5501.7	1346.3	504.8	24.5	9.2

综合医院收入与支出（2021 年）

Incomes and Expenditures of General Hospitals (2021)

指标 Indicator	合计 Total	委属 Hospital of the Commission	省属 Provincial Hospital	地级市属 Hospital of Prefecture City	县级市属 Hospital of County Level City	县属 County Hospital
院均总收入（万元） Income per Hospital (10000 Yuan)	**49292**	**652247**	**243799**	**89220**	**28990**	**21213**
# 财政拨款收入 Income from appropriations	5504	32109	20112	9167	4174	3356
事业收入 Income from undertaking	42538	591771	217416	78106	24045	17385
内：医疗收入 Medical Income	42258	573892	215341	77774	24001	17368
内：药品收入 Drug Income	11943	165702	60738	21838	6779	4932
科教收入 Science and Education Project Payment	249	15960	2019	289	20	11
院均总费用（万元） Expenditure per Hospital (10000 Yuan)	**47195**	**623439**	**233238**	**85588**	**28076**	**20008**
# 业务活动费用 Medical Cost	41842	569632	212731	75879	24355	17172
财政拨款经费 Expenditure from appropriations	2906	18134	10035	4659	2401	1662
科教经费 Science and Education Project Payment	204	12287	1655	194	16	42
单位管理费用 Administrative Cost	4715	49454	18055	8575	3280	2457
财政拨款经费 Expenditure from appropriations	730	3978	1878	1326	574	455
科教经费 Science and Education Project Payment	22	1248	117	26	12	4
业务活动和单位管理费用中的药品费 * Drug Expense	11752	163574	60087	21412	6682	4837
次均门诊费用（元） Average Medical Expense per Visit (Yuan)	**318.5**	**596.4**	**445.5**	**332.1**	**256.5**	**224.0**
# 药费 Drug	116.1	227.9	166.3	120.6	90.6	80.0
次均住院费用（元） Average Medical Expense per Inpatient (Yuan)	**11924.8**	**25881.2**	**19745.8**	**13451.3**	**8625.7**	**6369.3**
# 药费 Drug	2934.8	6302.1	4840.2	3293.7	2131.7	1603.8

注：本表系政府办综合医院数字。

Note: Data in this table are of government-run general hospitals.

综合医院次均门诊费用

Average Medical Expense per Outpatient Visit in General Hospitals

年份 Year	次均门诊费用（元） Medical Expense Per Visit （Yuan）	药费 Drugs	检查费 Examinations	占门诊费用 % As % of Outpatient Expense 药费 Drugs	检查费 Examinations
合计 Total					
2020	319.3	121.5	71.2	38.0	22.3
2021	318.5	116.1	72.0	36.5	22.6
委属 Hospitals of the Commission					
2020	592.4	241.6	111.4	40.8	18.8
2021	596.4	227.9	117.2	38.2	19.6
省属 Provincial Hospitals					
2020	457.5	181.8	95.6	39.7	20.9
2021	445.5	166.3	95.9	37.3	21.5
地级市属 Hospitals of Prefecture Cities					
2020	337.9	127.8	76.4	37.8	22.6
2021	311.7	120.6	76.6	38.7	24.6
县级市属 Hospitals of County-level Cities					
2020	256.7	94.0	58.7	36.6	22.9
2021	256.5	90.6	58.7	35.3	22.9
县属 County Hospitals					
2020	225.0	81.9	55.4	36.4	24.6
2021	224.0	80.0	54.2	35.7	24.2

注：本表系政府办综合医院数字。

Note: Data in this table are of government-run general hospitals.

综合医院次均住院费用

Average Medical Expense per Inpatient in General Hospitals

年份 Year	次均住院费用（元） Medical Expense Per Inpatient（Yuan）	药费 Drugs	检查费 Examinations	占住院费用 % As % of Inpatient Expense 药费 Drugs	检查费 Examinations
合计 Total					
2020	11604.5	2994.1	1172.5	25.8	10.1
2021	11924.8	2934.8	1240.5	24.6	10.4
委属 Hospitals of the Commission					
2020	27212.0	6876.3	2160.4	25.3	7.9
2021	25881.2	6302.1	2148.8	24.3	8.3
省属 Provincial Hospitals					
2020	20186.4	5278.2	1858.7	26.1	9.2
2021	19745.8	4840.2	1885.8	24.5	9.6
地级市属 Hospitals of Prefecture Cities					
2020	13562.9	3496.4	1440.0	25.8	10.6
2021	13451.3	3293.7	1468.1	24.5	10.9
县级市属 Hospitals of County-level Cities					
2020	8559.5	2193.6	904.1	25.6	10.6
2021	8625.7	2131.7	943.9	24.7	10.9
县属 County Hospitals					
2020	6246.6	1605.9	669.4	25.7	10.7
2021	6369.3	1603.8	707.5	25.2	11.1

注：本表系政府办综合医院数字。

Note: Data in this table are of government-run general hospitals.

15岁及以上居民慢性病患病率

Prevalence Rates of Chronic Diseases in Residents Aged 15 or Older

指标 Indicator	合计　Total		城市　Urban		农村　Rural	
	2013	2018	2013	2018	2013	2018
慢性病患病率(%)	**24.5**	**34.3**	**26.3**	**33.5**	**22.7**	**35.2**
Morbidity Rates of Chronic Diseases (%)						
男性　Male	23.4	33.6	26.0	33.6	21.0	33.6
女性　Female	25.5	34.9	26.6	33.4	24.5	36.8
年龄别慢性病患病率（%）						
Morbidity Rates of Chronic Diseases by Age Group (%)						
15～24	1.4	3.7	1.7	3.5	1.2	3.9
25～34	3.8	7.1	3.8	6.2	3.8	8.3
35～44	11.5	15.1	11.2	12.9	11.8	18.0
45～54	23.5	31.3	24.2	29.1	23.0	33.3
55～64	38.9	48.4	41.0	48.1	36.8	48.7
65+	54.0	62.3	59.0	64.3	48.2	60.0

资料来源：2013年、2018年国家卫生服务调查。以下3表同。

Source: National Health Services Survey in 2013 and 2018. The following 3 tables are from the same survey.

15 岁及以上居民疾病别慢性病患病率（2013 年）

Prevalence Rates of Chronic Diseases in Residents Aged 15 or Older by Disease (2013)

顺序 Rank	合计 Total		城市 Urban		农村 Rural	
	疾病名称 Diseases	患病率 MR (‰)	疾病名称 Diseases	患病率 MR (‰)	疾病名称 Diseases	患病率 MR (‰)
1	高血压 Hypertension	142.5	高血压 Hypertension	161.8	高血压 Hypertension	123.1
2	糖尿病 Diabetes Mellitus	35.1	糖尿病 Diabetes Mellitus	48.9	糖尿病 Diabetes Mellitus	21.3
3	椎间盘疾病 Intervertebral Disc Disorders	14.8	椎间盘疾病 Intervertebral Disc Disorders	13.3	椎间盘疾病 Intervertebral Disc Disorders	16.1
4	脑血管病 Cerebrovascular Disease	12.3	缺血性心脏病 Ischaemic Heart Disease	12.3	胃肠炎 Gastroenteritis	13.2
5	胃肠炎 Gastroenteritis	12.0	脑血管病 Cerebrovascular Disease	12.1	脑血管病 Cerebrovascular Disease	12.3
6	缺血性心脏病 Ischaemic Heart Disease	10.2	胃肠炎 Gastroenteritis	10.8	类风湿关节炎 Rheumatoid Arthritis	11.4
7	类风湿关节炎 Rheumatoid Arthritis	9.7	类风湿关节炎 Rheumatoid Arthritis	8.0	慢性阻塞性肺疾病 COPD	9.9
8	慢性阻塞性肺疾病 COPD	8.8	慢性阻塞性肺疾病 COPD	7.8	缺血性心脏病 Ischaemic Heart Disease	8.1
9	胆结石和胆囊炎 Cholelith & Cholecystitis	5.0	胆结石和胆囊炎 Cholelith & Cholecystitis	4.9	胆结石和胆囊炎 Cholelith & Cholecystitis	5.0
10	泌尿系统结石 Urinary Calculus	2.8	前列腺增生 Prostatic Hyperplasia	2.6	泌尿系统结石 Urinary Calculus	3.2

15岁及以上居民疾病别慢性病患病率（2018年）

Prevalence Rates of Chronic Diseases in Residents Aged 15 or Older by Disease (2018)

顺序 Rank	合计 Total		城市 Urban		农村 Rural	
	疾病名称 Diseases	患病率 MR (‰)	疾病名称 Diseases	患病率 MR (‰)	疾病名称 Diseases	患病率 MR (‰)
1	高血压 Hypertension	181.4	高血压 Hypertension	188.6	高血压 Hypertension	173.1
2	糖尿病 Diabetes Mellitus	53.1	糖尿病 Diabetes Mellitus	65.6	糖尿病 Diabetes Mellitus	38.8
3	椎间盘疾病 Intervertebral Disc Disorders	29.7	椎间盘疾病 Intervertebral Disc Disorders	23.1	椎间盘疾病 Intervertebral Disc Disorders	37.3
4	脑血管病 Cerebrovascular Disease	22.9	缺血性心脏病 Ischaemic Heart Disease	21.2	脑血管病 Cerebrovascular Disease	26.7
5	胃肠炎 Gastroenteritis	20.0	脑血管病 Cerebrovascular Disease	19.5	胃肠炎 Gastroenteritis	23.8
6	缺血性心脏病 Ischaemic Heart Disease	19.3	胃肠炎 Gastroenteritis	16.6	缺血性心脏病 Ischaemic Heart Disease	17.2
7	慢性阻塞性肺疾病 COPD	12.5	慢性阻塞性肺疾病 COPD	10.5	类风湿关节炎 Rheumatoid Arthritis	15.3
8	类风湿关节炎 Rheumatoid Arthritis	11.6	类风湿关节炎 Rheumatoid Arthritis	8.3	慢性阻塞性肺疾病 COPD	14.8
9	胆结石和胆囊炎 Cholelith & Cholecystitis	7.8	胆结石和胆囊炎 Cholelith & Cholecystitis	6.7	胆结石和胆囊炎 Cholelith & Cholecystitis	9.1
10	消化性溃疡 Peptic Ulcer	5.3	前列腺增生 Prostatic Hyperplasia	4.4	消化性溃疡 Peptic Ulcer	6.5

居民两周就诊情况

Statistics of Two-week Medical Consultation

指标 Indicator	合计 Total		城市 Urban		农村 Rural	
	2013	2018	2013	2018	2013	2018
两周就诊率（%） Two-week Medical Consultation Rate （%）	13.0	24.0	13.3	23.2	12.8	24.8
男性 Male	11.9	21.9	12.2	21.5	11.7	22.4
女性 Female	14.1	26.0	14.3	24.9	13.9	27.2

资料来源：2013 年、2018 年国家卫生服务调查。下表同。
Source: National Health Services Survey in 2013 and 2018. The same for the table below.

居民住院情况

Statistics of Residents Hospitalization

指标 Indicator	合计 Total		城市 Urban		农村 Rural	
	2013	2018	2013	2018	2013	2018
住院率（%） Hospitalization Rate（%）	9.0	13.7	9.1	12.9	9.0	14.7
男性 Male	8.0	12.5	8.2	11.6	7.8	13.4
女性 Female	10.1	15.0	9.9	14.0	10.2	16.0

城市医院住院病人前十位疾病构成

Percentage of 10 Leading Diseases of Inpatients in City Hospitals

顺序 Rank	2020 疾病种类 Diseases (ICD-10)	构成 (%)	2021 疾病种类 Diseases (ICD-10)	构成 (%)
1	消化系统疾病 Diseases of the Digestive System	10.26	消化系统疾病 Diseases of the Digestive System	10.11
2	呼吸系统疾病 Diseases of the Respiratory System	8.42	呼吸系统疾病 Diseases of the Respiratory System	8.40
3	泌尿生殖系统疾病 Pregnancy,Childbirth & the Puerperium	6.64	泌尿生殖系统疾病 Pregnancy,Childbirth & the Puerperium	6.53
4	妊娠、分娩和产褥期病 Pregnancy,childbirth & the Puerperium	6.09	脑血管病 Cerebrovascular Disease	5.78
5	损伤、中毒和外因 Injury, Poisoning & External Causes	5.87	损伤、中毒和外因 Injury, Poisoning & External Causes	5.64
6	恶性肿瘤 Malignant Tumors	5.70	恶性肿瘤 Malignant Tumors	5.57
7	脑血管病 Cerebrovascular Disease	5.66	缺血性心脏病 Cerebrovascular Disease	5.50
8	缺血性心脏病 Cerebrovascular Disease	5.08	妊娠、分娩和产褥期病 Pregnancy,childbirth & the Puerperium	4.95
9	肌肉骨骼系统和结缔组织疾病 Musculoskeletal System and Connective Tissue Diseases	4.22	肌肉骨骼系统和结缔组织疾病 Musculoskeletal System and Connective Tissue Diseases	4.35
10	内分泌、营养和代谢疾病 Endocrine,Nutritional & Metabolic Diseases	3.55	内分泌、营养和代谢疾病 Endocrine,Nutritional & Metabolic Diseases	3.63
	十种疾病合计 Total	**61.49**		**60.46**

注：本表系政府办综合医院数字。

Note: Data in this table are of government-run general hospitals.

县级医院住院病人前十位疾病构成

Percentage of 10 Leading Diseases of Inpatients in County-level Hospitals

顺序 Rank	2020 疾病种类 Diseases (ICD-10)	2020 构成 (%)	2021 疾病种类 Diseases (ICD-10)	2021 构成 (%)
1	呼吸系统疾病 Diseases of the Respiratory System	14.85	呼吸系统疾病 Diseases of the Respiratory System	15.90
2	消化系统疾病 Diseases of the Digestive System	11.54	消化系统疾病 Diseases of the Digestive System	11.47
3	损伤、中毒和外因 Injury, Poisoning & External Causes	9.23	损伤、中毒和外因 Injury, Poisoning & External Causes	9.09
4	妊娠、分娩和产褥期病 Pregnancy,Childbirth & the Puerperium	8.94	脑血管病 Cerebrovascular Disease	8.63
5	脑血管病 Cerebrovascular Disease	8.03	妊娠、分娩和产褥期病 Pregnancy,Childbirth & the Puerperium	7.52
6	泌尿生殖系统疾病 Diseases of the Genitourinary System	6.42	泌尿生殖系统疾病 Diseases of the Genitourinary System	6.10
7	缺血性心脏病 Cerebrovascular Disease	4.60	缺血性心脏病 Cerebrovascular Disease	4.96
8	肌肉骨骼系统和结缔组织疾病 Musculoskeletal System and Connective Tissue Diseases	3.72	肌肉骨骼系统和结缔组织疾病 Musculoskeletal System and Connective Tissue Diseases	3.55
9	神经系统疾病 Nervous System Disease	3.24	神经系统疾病 Nervous System Disease	3.36
10	内分泌、营养和代谢疾病 Endocrine,Nutritional & Metabolic Diseases	3.10	内分泌、营养和代谢疾病 Endocrine,Nutritional & Metabolic Diseases	3.20
	十种疾病合计 Total	**73.67**		**73.78**

注：①本表系政府办综合医院数字；②县级医院包括县和县级市医院。

Note: ① Data in this table are of government-run general hospitals; ② County-level hospitals include county hospitals and hospitals of county-level cities.

四、基层卫生服务

Grass-roots Health Care Services

基层医疗卫生机构诊疗人次数（亿人次）

Number of Visits in Grass-roots Health Care Institutions (100 Millions)

机构名称 Institution	2010	2015	2019	2020	2021
总计 Total	**36.12**	**43.42**	**45.31**	**41.16**	**42.50**
社区卫生服务中心 Community Health Centers	3.47	5.59	6.91	6.21	6.96
#政府办 Governmental-run	3.22	4.64	5.67	5.12	5.66
社区卫生服务站 Community Health Stations	1.37	1.47	1.68	1.34	1.40
#政府办 Government-run	0.43	0.33	0.35	0.24	0.27
街道卫生院 Sub-district Health Centers	0.27	0.08	0.12	0.12	0.14
乡镇卫生院 Township Health Centers	8.74	10.55	11.75	10.95	11.61
#政府办 Government-run	8.62	10.46	11.64	10.84	11.51
村卫生室 Village Clinics	16.57	18.94	16.05	14.28	13.42
门诊部 Outpatient Departments	0.66	0.94	1.56	1.57	1.87
诊所（医务室） Clinics	5.03	5.85	7.24	6.70	7.11

各地区基层医疗卫生机构诊疗人次数（2021 年）

Number of Visits in Grass-roots Health Care Institutions by Region (2021)

地　区 Region		诊疗量合计 Total Visits (10000)	社区卫生服务中心 Community Health Center	社区卫生服务站 Community Health Station	乡镇卫生院 Township Health Center	村卫生室 Village Clinic
总　计	**Total**	**425023.7**	**69596.6**	**14005.9**	**116064.2**	**134184.3**
东　部	Eastern	206349.3	50053.5	7383.1	44877.5	58593.5
中　部	Central	118225.2	10517.5	3716.7	37335.9	46417.3
西　部	Western	100449.2	9025.6	2906.0	33850.8	29173.6
北　京	Beijing	7876.2	5722.1	764.5		93.5
天　津	Tianjin	4086.4	1678.5	219.1	765.7	411.2
河　北	Hebei	21024.5	795.9	802.4	3760.9	11646.5
山　西	Shanxi	5611.3	512.4	393.2	1441.4	1833.3
内蒙古	Inner Mongolia	4193.1	525.7	274.9	958.4	1281.0
辽　宁	Liaoning	5899.3	950.1	380.6	1141.6	2053.6
吉　林	Jilin	4304.6	711.9	29.2	689.1	1367.9
黑龙江	Heilongjiang	3148.0	805.1	49.9	756.3	885.0
上　海	Shanghai	9160.9	7103.6			659.7
江　苏	Jiangsu	30214.4	6991.3	1195.5	8954.4	7769.8
浙　江	Zhejiang	34822.8	10490.8	304.3	10036.6	4669.7
安　徽	Anhui	21689.8	2028.7	1241.9	7143.6	6603.6
福　建	Fujian	14939.1	2534.3	340.8	3945.4	4392.4
江　西	Jiangxi	12677.7	485.4	329.5	3926.1	5769.8
山　东	Shandong	38405.7	3141.6	1754.9	8119.5	17723.9

续表 Continued

地 区 Region	诊疗量合计 Total Visits （10000）	社区卫生服务中心 Community Health Centers	社区卫生服务站 Community Health Stations	乡镇卫生院 Township Health Centers	村卫生室 Village Clinics
河 南 Henan	36578.8	2281.7	843.4	12640.9	17469.5
湖 北 Hubei	17637.8	1826.0	572.4	5114.9	6813.6
湖 南 Hunan	16577.3	1866.3	257.3	5623.6	5674.6
广 东 Guangdong	37433.5	10507.1	1379.0	7296.1	8673.2
广 西 Guangxi	11736.4	915.6	189.3	4908.9	2512.3
海 南 Hainan	2486.4	138.3	242.1	857.4	499.8
重 庆 Chongqing	10173.9	1208.5	165.2	2242.8	2683.9
四 川 Sichuan	29212.5	3042.2	468.6	9271.6	8204.7
贵 州 Guizhou	9156.3	881.9	295.2	3817.3	2826.6
云 南 Yunnan	15461.8	773.9	307.2	6222.3	5260.3
西 藏 Tibet	819.1	18.6	4.1	394.4	131.2
陕 西 Shaanxi	7697.1	596.3	271.5	1953.2	3029.5
甘 肃 Gansu	5347.4	356.5	330.3	1337.6	1723.7
青 海 Qinghai	1125.9	93.6	152.4	320.1	345.0
宁 夏 Ningxia	1752.0	158.9	287.1	597.8	325.3
新 疆 Xinjiang	3773.7	453.8	160.3	1826.4	850.2

基层医疗卫生机构入院人次数（万人次）

Number of Inpatients in Grass-roots Health Care Institutions (10000)

机构名称 Institution	2010	2015	2019	2020	2021
总计 Total	**3949.9**	**4036.6**	**4295.1**	**3707.5**	**3591.7**
社区卫生服务中心 Community Health Centers	218.1	305.5	339.5	292.7	319.3
#政府办 Governmental-run	182.7	242.0	278.2	238.0	264.9
社区卫生服务站 Community Health Stations	43.5	16.5	10.4	6.6	5.8
#政府办 Government-run	11.9	4.1	3.3	2.5	1.8
街道卫生院 Sub-district Health Centers	46.6	17.8	24.9	18.4	17.7
乡镇卫生院 Township Health Centers	3630.4	3676.1	3909.4	3383.3	3223.0
#政府办 Government-run	3595.4	3647.0	3879.2	3338.0	3200.6
门诊部 Outpatient Departments	11.3	20.4	10.9	6.4	25.7

各地区基层医疗卫生机构入院人次数（2021 年）

Number of Inpatients in Grass-roots Health Care Institutions by Region (2021)

地　区 Region	入院人次数合计 Total Inpatients （10000）	社区卫生服务中心 Community Health Centers	乡镇卫生院 Township Health Centers
总　计　Total	**3591.7**	**319.3**	**3223.0**
东　部　Eastern	874.8	99.3	754.0
中　部　Central	1273.6	105.8	1150.4
西　部　Western	1443.3	114.2	1318.6
北　京　Beijing	1.5	1.5	
天　津　Tianjin	1.3	0.2	1.1
河　北　Hebei	86.0	4.1	79.4
山　西　Shanxi	21.8	2.1	18.1
内蒙古　Inner Mongolia	20.9	2.1	17.8
辽　宁　Liaoning	30.3	2.7	24.8
吉　林　Jilin	12.1	1.3	9.3
黑龙江　Heilongjiang	25.1	2.3	21.1
上　海　Shanghai	2.6	2.6	
江　苏　Jiangsu	206.3	36.7	168.0
浙　江　Zhejiang	36.3	9.6	23.9
安　徽　Anhui	97.0	11.6	84.9
福　建　Fujian	58.7	4.8	53.9
江　西　Jiangxi	165.6	3.7	159.2
山　东　Shandong	258.1	25.5	224.3

续表 Continued

地 区 Region	入院人次数合计 Total Inpatients（10000）	社区卫生服务中心 Community Health Centers	乡镇卫生院 Township Health Centers
河 南 Henan	305.1	23.7	276.0
湖 北 Hubei	259.4	23.4	233.6
湖 南 Hunan	387.5	37.6	348.3
广 东 Guangdong	186.3	10.5	174.3
广 西 Guangxi	291.3	6.8	284.4
海 南 Hainan	7.5	1.1	4.3
重 庆 Chongqing	206.1	35.4	168.8
四 川 Sichuan	449.8	36.6	411.3
贵 州 Guizhou	142.3	13.6	125.8
云 南 Yunnan	163.7	10.5	151.9
西 藏 Tibet	0.8	0.0	0.8
陕 西 Shaanxi	53.6	4.0	49.5
甘 肃 Gansu	64.0	3.4	59.7
青 海 Qinghai	8.0	0.5	7.2
宁 夏 Ningxia	3.2	0.1	3.1
新 疆 Xinjiang	39.6	1.1	38.3

社区卫生服务中心（站）工作量

Workload of Community Health Center (Stations)

年份 Year	社区卫生服务中心 Community Health Center				社区卫生服务站诊疗人次数 Visits in Community Health Station （10000）
	诊疗人次数 Visits （10000）	入院人次数 Inpatients （10000）	病床使用率 Occupancy Rate （%）	平均住院日 Average Lengths of Stay	
2010	34740.4	218.1	56.1	10.4	13711.1
2015	55902.6	305.5	54.7	9.8	14742.5
2019	69110.7	339.5	49.7	9.7	16805.7
2020	62068.4	292.7	42.8	10.3	13403.7
2021	69596.6	319.3	43.2	9.8	14005.9

社区卫生服务中心患者医药费用

Average Medical Expense per Capita in Community Health Centers

年份 Year	2010	2015	2019	2020	2021
次均门诊费用（元） Average Medical Expense per Outpatient Visit （Yuan）	82.8	97.7	142.6	165.9	164.3
# 药费 Drug	58.7	67.3	102.2	124.9	118.9
药费占比 Drug %	70.9	68.9	71.7	75.3	72.4
次均住院费用（元） Average Medical Expense per Inpatient （Yuan）	2357.6	2760.6	3323.9	3560.3	3649.9
# 药费 Drug	1162.4	1189.7	1177.3	1126.7	1088.8
药费占比 Drug %	49.3	43.1	35.4	31.6	29.8

乡镇卫生院工作量

Workload of Township Health Centers

年份 Year	诊疗人次数 Visits（100 Millions）	入院人次数 Inpatients（10000）	病床周转次数（次） Turnovers of Beds（Times）	病床使用率 Occupancy Rate（%）	平均住院日 Average Lengths of Stay（Day）
2010	8.7	3630	38.4	59.0	5.2
2015	10.6	3676	32.0	59.9	6.4
2019	11.8	3909	30.0	57.5	6.5
2020	11.0	3383	25.6	50.4	6.6
2021	11.6	3223	24.3	48.2	6.6

乡镇卫生院患者医药费用

Average Medical Expense per Capita in Township Health Centers

机构名称 Institution	2010	2015	2019	2020	2021
次均门诊费用（元） Average Medical Expense per Visit（Yuan）	47.5	60.1	77.3	84.7	87.5
# 药费 Drug	28.7	32.6	46.2	51.8	51.5
药费占比 Drug %	60.4	54.2	59.7	61.2	58.9
次均住院费用（元） Average Medical Expense per Inpatient （Yuan）	1004.6	1487.4	1969.6	2083.0	2166.5
# 药费 Drug	531.1	675.4	757.5	731.2	719.4
药费占比 Drug %	52.9	45.4	38.5	35.1	33.2

各地区社区卫生服务中心（站）和乡镇卫生院门诊量占医疗卫生机构门诊总量的比重（%）

Visits of Community & Township Health Centers as % of Total Visits by Region

地区 Region		2020	2021	地区 Region		2020	2021
总　计	**Total**	**23.9**	**23.6**	江　西	Jiangxi	19.0	20.7
东　部	Eastern	24.7	24.3	山　东	Shandong	18.6	19.4
中　部	Central	23.2	23.5	河　南	Henan	24.5	25.5
西　部	Western	23.1	22.2	湖　北	Hubei	23.0	21.8
				湖　南	Hunan	24.2	25.7
北　京	Beijing	31.8	28.5	广　东	Guangdong	22.7	23.5
天　津	Tianjin	27.3	24.5	广　西	Guangxi	22.8	23.5
河　北	Hebei	13.4	13.4	海　南	Hainan	21.9	24.5
山　西	Shanxi	17.7	17.5	重　庆	Chongqing	18.5	18.7
内蒙古	Inner Mongolia	18.0	17.1	四　川	Sichuan	24.8	23.4
辽　宁	Liaoning	15.5	14.8	贵　州	Guizhou	27.1	27.6
吉　林	Jilin	13.3	13.8	云　南	Yunnan	25.3	24.9
黑龙江	Heilongjiang	15.8	16.7	西　藏	Tibet	30.6	25.7
上　海	Shanghai	31.4	26.6	陕　西	Shaanxi	16.4	15.1
江　苏	Jiangsu	30.6	30.1	甘　肃	Gansu	19.3	17.6
浙　江	Zhejiang	32.6	31.0	青　海	Qinghai	21.3	21.4
安　徽	Anhui	29.4	28.6	宁　夏	Ningxia	25.5	25.4
福　建	Fujian	25.2	25.5	新　疆	Xinjiang	28.6	23.4

各地区基层医疗卫生机构病床使用率（2021 年）

Bed Occupancy Rate of Grass-roots Health Care Institution by Region (2021)

地　区 Region		社区卫生服务中心 Community Health Centers （%）	乡镇卫生院 Township Health Centers （%）	地　区 Region		社区卫生服务中心 Community Health Centers （%）	乡镇卫生院 Township Health Centers （%）
总　计	**Total**	**43.2**	**48.2**	江　西	Jiangxi	31.0	49.8
东　部	Eastern	43.9	42.7	山　东	Shandong	47.0	53.2
中　部	Central	38.8	47.1	河　南	Henan	44.0	49.8
西　部	Western	47.5	54.0	湖　北	Hubei	44.4	59.8
				湖　南	Hunan	52.7	60.9
北　京	Beijing	25.5		广　东	Guangdong	36.6	48.5
天　津	Tianjin	18.7	9.6	广　西	Guangxi	57.5	58.8
河　北	Hebei	25.9	27.7	海　南	Hainan	26.1	23.1
山　西	Shanxi	17.9	17.3	重　庆	Chongqing	64.8	73.8
内蒙古	Inner Mongolia	18.0	23.8	四　川	Sichuan	56.4	66.9
辽　宁	Liaoning	20.6	28.5	贵　州	Guizhou	40.2	43.6
吉　林	Jilin	20.7	22.9	云　南	Yunnan	47.0	47.1
黑龙江	Heilongjiang	14.0	21.7	西　藏	Tibet	0.2	9.6
上　海	Shanghai	72.7		陕　西	Shaanxi	20.9	28.8
江　苏	Jiangsu	45.9	52.6	甘　肃	Gansu	44.8	50.3
浙　江	Zhejiang	42.7	38.0	青　海	Qinghai	26.1	34.8
安　徽	Anhui	28.2	29.4	宁　夏	Ningxia	8.3	30.1
福　建	Fujian	25.4	31.0	新　疆	Xinjiang	18.1	45.4

县级医院医疗服务情况

Statistics of Health Services in County-level Hospitals

机构名称 Institution	2010	2015	2019	2020	2021
县医院					
County Hospital					
机构数（个）	6400	8919	11007	11322	11545
Hospitals					
床位数（万张）	84.6	146.2	189.7	194.2	201.8
Beds （10000）					
人员数（万人）	97.6	145.6	184.0	189.7	198.6
Personnel （10000）					
诊疗人次（万人次）	42137.1	64486.3	80259.9	72927.9	81762.8
Visits （10000）					
入院人次数（万人次）	2945.0	4999.0	6226.0	5461.9	5572.4
Inpatients （10000）					
县级市医院					
Hospital of County-level City					
机构数（个）	3221	4155	5168	5482	5749
Hospitals					
床位数（万张）	48.3	74.2	95.9	102.8	108.2
Beds （10000）					
人员数（万人）	59.1	81.6	102.3	108.6	113.5
Personnel （10000）					
诊疗人次（万人次）	26398.3	38603.9	47540.7	43255	49675.8
Visits （10000）					
入院人次数（万人次）	1451.4	2295.4	2909.0	2603.0	2799.4
Inpatients （10000）					

县级妇幼保健机构医疗服务情况

Statistics of Health Services in County-level MCH Institutions

机构名称 Institution	2010	2015	2019	2020	2021
县妇幼保健机构					
County MCH Institution					
机构数（个）	1586	1566	1497	1470	1446
Institutions					
床位数（张）	53826	74303	87039	88464	91464
Beds					
人员数（人）	86307	115909	156560	164983	172743
Personnel					
诊疗人次数（万人次）	4475.7	6313.6	8201.3	7402.3	7956.1
Visits （10000）					
入院人次数（万人次）	231.9	281.1	301.1	259.9	258.0
Inpatients （10000）					
县级市妇幼保健机构					
MCH Institution of County-level Cities					
机构数（个）	397	392	406	417	422
Institutions					
床位数（张）	22506	31381	38257	40612	41856
Beds					
人员数（人）	40406	56337	76475	80732	86327
Personnel					
诊疗人次数（万人次）	2510.1	3783.2	4773.6	4269.4	4811.9
Visits（10000）					
入院人次数（万人次）	103.8	137.2	160.1	139.3	141.7
Inpatients （10000）					

五、中医药服务

Traditional Chinese Medicine Services

中医类医疗机构诊疗量

Number of Visits in Traditional Chinese Medicine (TCM) Institutions

机构名称 Institution	2010	2015	2019	2020	2021
中医类诊疗总量（万人次） Total Visits in TCM Institutions（10000）	**61264.1**	**90912.5**	**116390.0**	**105764.1**	**120215.1**
中医类医院 Hospitals Specialized in TCM	36026.5	54870.9	67528.2	59699.2	68912.9
中医医院 TCM Hospitals	32770.2	48502.6	58620.1	51847.8	59667.8
中西医结合医院 Hospitals of Integrated Chinese and Western Medicine	2702.6	5401.4	7456.6	6542.4	7790.1
民族医医院 Hospitals of Traditional Ethnic Medicine	553.8	966.8	1451.5	1309.1	1455.0
中医类门诊部 Outpatient Departments Specialized in TCM	975.9	1761.9	3182.7	3113.6	3505.9
中医门诊部 TCM Outpatient Departments	808.9	1567.4	2816.6	2741.0	3104.9
中西医结合门诊部 Outpatient Departments of Integrated Chinese and Western Medicine	164.6	192.1	360.8	368.2	394.8
民族医门诊部 Outpatient Departments of Traditional Ethnic Medicine	2.4	2.4	5.3	4.4	6.2
中医类诊所 Clinics Specialized in TCM	9178.3	11781.4	16469.8	15738.2	16875.7
中医诊所 TCM Clinics	6796.1	9215.8	13363.2	12808.7	13835.4
中西医结合诊所 Clinics of Integrated Chinese and Western Medicine	2283.8	2446.7	2987.6	2816.8	2918.3
民族医诊所 Clinics of Traditional Ethnic Medicine	98.3	118.8	119.0	112.7	122.0
其他机构中医类临床科室 * Clinical Department of TCM in Other Institutions	15083.4	22498.3	29209.2	27213.2	30920.6
中医类诊疗量占总诊疗量（不含村卫生室）（%） Visits in TCM Institutions as % of Total Visits	**14.7**	**15.7**	**16.4**	**16.8**	**16.9**

注：＊包括中医科各专业、中西医结合科、民族医学科。以下 3 个表同。

Note: *Include department of TCM, integrated medicine, and traditional ethnic medicine.The same for the following 3 tables.

非中医类医疗机构中医类临床科室诊疗人次数

Number of Visits in Clinical Department of TCM in Other Institutions

机构名称 Institution	2010	2015	2019	2020	2021
门急诊量（万人次） **Outpatient and Emergency Visits （10000）**	**15083.4**	**22498.3**	**29209.2**	**27213.2**	**30920.6**
综合医院 General Hospitals	8089.2	10069.2	11112.4	9542.6	10496.6
专科医院 Specialized Hospitals	390.2	563.5	787.8	742.9	862.6
社区卫生服务中心（站） Community Health Centers （Stations）	2512.9	5571.7	8018.7	7299.2	8286.1
乡镇卫生院 Township Health Centers	3419.5	5662.9	8057.8	8592.7	9731.3
其他机构 Others	671.6	631.1	1232.5	1035.9	1544.0
占同类机构诊疗量的 % **As % of Visits in the Same Type of Institutions**					
综合医院 General Hospitals	5.4	4.5	4.0	4.0	3.8
专科医院 Specialized Hospitals	2.3	2.0	2.0	2.2	2.1
社区卫生服务中心（站） Community Health Centers （Stations）	8.9	7.9	9.3	9.7	9.9
乡镇卫生院 Township Health Centers	3.9	5.4	6.9	7.8	8.4
其他机构 Others	1.0	0.7	0.6	0.6	0.8

中医类医疗机构出院人次数
Number of Inpatients in TCM Institutions

机构名称 Institution	2010	2015	2019	2020	2021
中医类总出院人次数（万人次）	**1447.2**	**2691.5**	**3858.9**	**3504.2**	**3800.2**
Total Inpatients in TCM Institutions（10000）					
中医类医院	1275.7	2349.3	3274.0	2907.1	3151.9
Hospitals Specialized in TCM					
中医医院	1160.1	2091.5	2866.6	2552.2	2756.4
TCM Hospitals					
中西医结合医院	91.3	202.0	311.5	276.0	315.5
Hospitals of Integrated Chinese and Western Medicine					
民族医医院	24.3	55.8	96.0	78.9	79.9
Hospitals of Traditional Ethnic Medicine					
中医类门诊部	0.2	1.9	0.6	0.3	0.8
Outpatient Departments Specialized in TCM					
中医门诊部	0.2	1.6	0.5	0.2	0.3
TCM Outpatient Department					
中西医结合门诊部	0.1	0.3	0.1	0.1	0.4
Outpatient Departments of Integrated Chinese and Western Medicine					
其他机构中医类临床科室	171.3	340.2	584.3	596.8	647.5
Clinical Department of TCM in Other Institutions					
中医类出院人次数占总出院人次数的%	10.3	12.9	14.6	15.2	15.4
Inpatients in TCM Institutions as % of Total Inpatients					

非中医类医疗机构中医类临床科室出院人次数

Number of Inpatients in Clinical Department of TCM in Other Institutions

机构名称 Institution	2010	2015	2019	2020	2021
出院人次数（万人次）	**171.3**	**340.2**	**584.3**	**596.8**	**647.4**
Number of Inpatients（10000）					
综合医院	112.9	195.5	296.8	284.4	316.4
General Hospitals					
专科医院	12.5	22.1	34.4	38.4	43.0
Specialized Hospitals					
社区卫生服务中心（站）	4.3	12.1	20.3	22.1	25.2
Community Health Centers （Stations）					
乡镇卫生院	40.5	108.7	226.8	245.6	255.7
Township Health Centers					
其他机构	1.2	1.9	5.9	6.4	7.1
Others					
占同类机构出院人次数的 %					
As % of Inpatients in the Same Type of Institutions					
综合医院	1.5	1.6	1.9	2.1	2.1
General Hospitals					
专科医院	1.7	1.6	1.7	2.1	2.1
Specialized Hospitals					
社区卫生服务中心（站）	4.3	3.8	5.8	7.4	7.8
Community Health Centers （Stations）					
乡镇卫生院	1.1	3.0	5.8	7.3	7.9
Township Health Centers					
其他机构	0.2	0.2	0.5	0.6	0.7
Others					

公立中医医院患者医药费用

Medical Expense of Patients in Public TCM Hospitals

年份 Year	次均门诊费用（元） Medical Expense per Visit（Yuan）	药费 Drug	人均住院费用（元） Medical Expense per Inpatient（Yuan）	药费 Drug
中医医院				
TCM Hospitals				
2010	137.1	82.2	4899.3	2238.0
2015	208.3	122.6	6715.9	2564.5
2019	255.3	139.2	7867.2	2272.7
2020	284.4	151.5	8450.5	2277.2
2021	289.5	150.2	8739.6	2256.7
# 三级医院				
Tertiary Hospitals				
2010	185.6	119.7	8842.5	3960.2
2015	254.3	158.9	10056.9	3851.0
2019	311.6	177.0	10981.5	3121.2
2020	342.3	189.6	11581.6	3088.9
2021	340.7	184.2	11398.4	2900.6
二级医院				
Secondary Hospitals				
2010	116.2	65.2	3660.3	1796.2
2015	163.3	86.2	4653.0	1770.5
2019	194.8	98.0	5495.9	1621.3
2020	218.9	107.7	5877.0	1607.4
2021	222.2	105.1	6026.2	1598.2

六、药品供应保障

Drug Supply and Support

药品费用

Expenditure on Drugs

指标 Indicator	2010	2015	2018	2019	2020
药品总费用（亿元）	**8835.9**	**16166.3**	**19149.0**	**21116.8**	**20699.9**
Total Expenditure on Drugs （100 Million Yuan）					
医疗机构药品费用	6324.3	10739.9	12360.5	13717.4	12863.2
Expenditure on Drugs of Health Institutions					
门诊药品费用	3270.3	5065.8	6286.2	7227.1	7093.9
Expenditure on Drugs for Outpatient Care					
住院药品费用	3054.0	5674.1	6074.3	6490.3	5769.3
Expenditure on Drugs for Inpatient Care					
零售药品费用	2511.6	5426.4	6788.5	7399.5	7836.7
Retailed Drug Expenditures					
人均药品费用（元）	**658.9**	**1176.1**	**1372.3**	**1508.3**	**1466.2**
Drug Expenditure per Capita （Yuan）					
药品费用占卫生总费用的 %	**41.6**	**37.2**	**32.7**	**33.3**	**31.0**
Drug Expenditure as % of Total Health Expenditure					

资料来源：卫生总费用核算。
Source: Total health expenditure caculations.

医药工业主营业务收入（亿元）

Main Business Income of Pharmaceutical Industry (100 Million Yuan)

指标 Indicator	2010	2015	2019	2020	2021
总计 Total	**12073**	**26885**	**26147**	**27960**	**32709**
化学原料药 Chemical Raw Medicines	2438	4614	3804	3945	4415
化学制剂 Chemicals	3428	6816	8576	8357	8409
中药饮片 Traditional Chinese Medicine Decoction Pieces	634	1700	1933	1782	2057
中成药 Traditional Chinese Patent Medicines	2474	6167	4587	4414	4862
生物生化制品 Biomedical Products	1261	3164	2479	2796	5918
卫生材料 Hygienic Materials	623	1859	1781	2687	2352
制药器械 Pharmaceutical Equipment	73	182	173	198	277
医疗器械 Medical Devices	1141	2382	2815	3782	4419

资料来源：《中国医药统计年报》。
Source: *Annual Report on Pharmaceutical Statistics of China.*

医药工业利润（亿元）

Profits of Pharmaceutical Industry (100 Million Yuan)

指标 Indicator	2010	2015	2019	2020	2021
总计 **Total**	**1407**	**2768**	**3457**	**4123**	**6968**
化学原料药 Chemical Raw Medicines	236	351	449	525	575
化学制剂 Chemicals	424	817	1173	1102	1319
中药饮片 Traditional Chinese Medicine Decoction Pieces	56	124	163	125	249
中成药 Traditional Chinese Patent Medicines	310	668	593	619	755
生物生化制品 Biomedical Products	187	387	485	610	2957
卫生材料 Hygienic Materials	62	170	184	429	264
制药器械 Pharmaceutical Equipment	7	19	5	13	33
医疗器械 Medical Devices	125	233	404	700	816

资料来源：《中国医药统计年报》。
Source: *Annual Report on Pharmaceutical Statistics of China.*

药品生产经营企业数

Number of Drug Manufacturing and Trading Enterprises

指标 Indicator	2010	2015	2017	2018	2019	2020
药品生产企业数（个） Drug Manufacturing Enterprises	4678	5065	4376	4441	4529	4460
药品经营企业数（万个） Drug Trading Enterprises（10000）	41.5	46.7	47.2	50.8	54.4	57.3
药品批发企业数（万个） Wholesale Enterprises of Drugs（10000）	1.3	1.4	1.3	1.4	1.4	1.3
药品零售企业数（万个） Retail Enterprises of Drugs（10000）	40.1	45.3	45.9	49.5	53.1	56
零售连锁企业数（个） Retail Chain Enterprises	2310	4981	5409	5671	6701	6298
零售连锁企业门店数（万个） Retail Chain Stores（10000）	13.7	20.5	22.9	25.5	29.0	31.3
零售单体药店数（万个） Retail Monomer Drugstores（10000）	26.2	24.3	22.5	23.4	23.4	24.1

资料来源：国家药品监督管理总局统计公报。
Source: Statistical Report on National Food and Drug Administration.

七、基本医疗保障

Basic Medical Security

城乡居民基本医保筹资

Statistics of Basic Medical Insurance of Urban and rural Residents

指标 Indicator	2015	2018	2019	2020	2021
筹资总额（亿元）					
Annual Fund Raised（100 Million Yuan）					
城镇居民医保	2085.1*	200.4	–	–	–
Medical Insurance of Urban Residents					
城乡居民医保	–	6653.1	8451.0	9115.0	9742.3
Medical Insurance of Urban and Rural Residents					
新农合	3197.5	695.4	–	–	–
New Rural Cooperative Medical System					
人均筹资（元）					
Per Capital Premium（Yuan）					
城镇居民医保	530.7*	695.7	–	–	–
Medical Insurance of Urban Residents					
城乡居民医保	–	723.2	781.5	833	965
Medical Insurance of Urban and Rural Residents					
新农合	483.6	654.6	–	–	–
New Rural Cooperative Medical System					
城乡居民基本医保参保人数（万人）	19528*	37689*	102510	101676	101002
Enrollees of Basic Medical Insurance of Urban and Rural Residents（10000）					

注：本表系医改监测数据，* 城镇居民医保。
Note: Data in this table are of medical reform monitoring, *Medical insurance of urban residents.

城镇职工基本医疗保险情况

Statistics of Basic Medical Insurance of Urban Employees

指标 Indicator	2010	2015	2019	2020	2021
参保人数（万人） Enrollees (10000)	23735	28893	32926	34455	35422
在职职工 Employees	17791	21362	24231	25429	26099
退休人员 Retirees	5944	7531	8695	9026	9323
基金收入（亿元） Revenue(100 Million Yuan)	3955.4	9083.5	14883.9	15731.6	18968.0
基金支出（亿元） Payout(100 Million Yuan)	3271.6	7531.5	11817.4	12867.0	14863.0
累计结存（亿元） Balance at Year-End (100 Million Yuan)	4741.2	10997.1	21850.3	25423.5	29409.2

资料来源：《中国统计年鉴》。
Source: *China Statistical Yearbook.*

居民社会医疗保险构成（%）

Components of Social Medical Insurance (%)

项目 Item	合计 Total		城市 Urban		农村 Rural	
	2013	2018	2013	2018	2013	2018
城镇职工基本医保 UEBMI	21.0	23.4	38.1	38.8	4.6	6.6
城乡居民基本医保 The Urban Resident Basic Medical Insurance	–	73.3	–	57.1	–	91.1
城镇居民基本医保 URBMI	9.3	–	16.0	–	3.0	–
新农合 NRCMS	48.9	–	25.0	–	71.7	–
城乡居民合作医疗 URRCMS	15.8	–	13.6	–	17.9	–
其他社会医保 Social Medical Insurance	0.5	0.4	0.9	0.7	0.1	0.1
无医保 No Medical Insurance	4.4	2.9	6.4	3.5	2.6	2.3

资料来源：2013年、2018年国家卫生服务调查。2013年起，各省按照国家要求整合城镇居民医保和新农合两项制度，建立统一的城乡居民医保。

Source: National Health Services Survey in 2013 and 2018. Since 2013, all provinces have integrated medical insurance for urban residents and the new rural cooperative medical insurance in accordance with national requirements, and established unified medical insurance for urban and rural residents.

城乡医疗救助情况

Statistics of Medical Aid in Urban and Rural Areas

指标 Indicator	2010	2015	2019	2020
医疗救助人次（万次） Beneficiaries of Medical Aid （10000）	7556	8406	7050	8404
医疗救助支出（亿元） Payments of Medical Aid （100 Million Yuan）	133	250	334	547

注：本表系政府医疗救助数（不含社会医疗救助）。2018年后医疗救助人次系直接救助人次。

Note: Figures of this table are of government medical aid, social medical aids are excluded.

八、卫生资源

Health Resources

卫生总费用

Total Health Expenditure

指标 Indictor	2010	2015	2019	2020	2021
卫生总费用（亿元）	**19980.4**	**40974.6**	**65841.4**	**72175.0**	**75593.6**
Total Health Expenditure（THE）（100 Million Yuan）					
政府卫生支出	5732.5	12475.3	18017.0	21941.9	20718.5
Government Health Expenditure					
社会卫生支出	7196.6	16506.7	29150.6	30273.7	33920.3
Social Health Expenditure					
个人卫生现金支出	7051.3	11992.7	18673.9	19959.4	20954.8
Out-of-Pocket Health Expenditure					
卫生总费用构成（%）	**100.0**	**100.0**	**100.0**	**100.0**	**100.0**
Proportion of THE					
政府卫生支出	28.7	30.5	27.4	30.4	27.4
Government Health Expenditure					
社会卫生支出	36.0	40.3	44.3	41.9	44.9
Social Health Expenditure					
个人卫生现金支出	35.3	29.3	28.4	27.7	27.7
Out-of-Pocket Health Expenditure					
卫生总费用占 GDP%	**4.85**	**5.95**	**6.67**	**7.12**	**6.53**
THE as % of GDP					
人均卫生费用（元）	**1490.1**	**2962.2**	**4669.3**	**5111.1**	**5348.1**
Per Capita THE					
城市 Urban	2315.5	3946.7	–	–	–
农村 Rural	666.3	1639.5	–	–	–
卫生消费弹性系数	**0.62**	**2.28**	**1.67**	**4.05**	**0.08**
Health Elasticity Coefficient					

注: ①本表系卫生总费用核算数，2021 年系初步核算数; ②按当年价格计算。

Note: ① Figures for total health expenditure are estimates, figures for that of 2021 are preliminary calculation; ② Expenditures are calculated at current prices.

各地区卫生总费用（2020 年）

Total Health Expenditure by Region (2020)

地　区 Region	卫　生总费用（亿元）Total Health Expenditure（100 Million Yuan）	构成（%）Percentage			卫生总费用占地区生产总值 % THE as % of Gross Regional Product	人均卫生费用（元）Per Capita THE（Yuan）
		政府卫生支出 Government Health Expenditure	社会卫生支出 Social Health Expenditure	个人卫生现金支出 Out-of-Pocket Health Expenditure		
总　计 Total	**72175.0**	**30.4**	**41.9**	**27.7**	**7.1**	**5111.1**
北　京 Beijing	3028.3	26.7	59.9	13.4	8.4	13834.0
天　津 Tianjin	907.6	21.1	49.8	29.1	6.4	6545.3
河　北 Hebei	3069.1	27.6	41.4	30.9	8.5	4111.4
山　西 Shanxi	1479.9	31.7	37.5	30.8	8.4	4239.8
内蒙古 Inner Mongolia	1266.6	31.2	39.0	29.8	7.3	5271.2
辽　宁 Liaoning	1909.4	23.4	45.8	30.8	7.6	4486.9
吉　林 Jilin	1174.5	31.2	39.6	29.2	9.5	4878.7
黑龙江 Heilongjiang	1776.7	29.5	40.5	30.0	13.0	5578.4
上　海 Shanghai	2634.2	24.1	56.6	19.3	6.8	10591.6
江　苏 Jiangsu	4917.3	23.1	53.1	23.9	4.8	5800.6
浙　江 Zhejiang	3815.6	23.9	51.4	24.7	5.9	5909.5
安　徽 Anhui	2438.4	32.9	38.0	29.2	6.3	3995.7
福　建 Fujian	1927.4	34.3	41.0	24.7	4.4	4632.0
江　西 Jiangxi	1795.5	37.5	35.4	27.1	7.0	3973.3
山　东 Shandong	4823.4	24.3	46.4	29.4	6.6	4750.8

续表 Continued

地区 Region			卫生总费用（亿元）Total Health Expenditure（100 Million Yuan）	构成（%）Percentage			卫生总费用占地区生产总值 % THE as % of Gross Regional Product	人均卫生费用（元）Per Capita THE（Yuan）
				政府卫生支出 Government Health Expenditure	社会卫生支出 Social Health Expenditure	个人卫生现金支出 Out-of-Pocket Health Expenditure		
河	南	Henan	3931.6	29.6	40.5	30.0	7.1	3954.9
湖	北	Hubei	3449.8	38.1	35.7	26.1	7.9	5973.5
湖	南	Hunan	2878.3	27.6	43.0	29.4	6.9	4331.9
广	东	Guangdong	7073.1	27.6	46.6	25.9	6.4	5602.9
广	西	Guangxi	1876.7	39.0	33.8	27.2	8.5	3739.2
海	南	Hainan	529.8	45.2	33.0	21.7	9.6	5233.3
重	庆	Chongqing	1559.6	30.7	41.1	28.3	6.2	4860.2
四	川	Sichuan	4041.9	30.2	42.1	27.7	8.3	4830.5
贵	州	Guizhou	1490.4	41.3	34.7	24.0	8.4	3863.1
云	南	Yunnan	1909.9	40.6	32.4	27.1	7.8	4044.7
西	藏	Tibet	210.4	69.9	22.9	7.2	11.1	5765.4
陕	西	Shaanxi	2028.1	27.5	43.1	29.4	7.7	5127.8
甘	肃	Gansu	1015.3	41.8	29.5	28.7	11.3	4059.6
青	海	Qinghai	382.1	48.8	27.2	24.0	12.7	6450.3
宁	夏	Ningxia	378.1	34.0	38.5	27.5	9.6	5244.3
新	疆	Xinjiang	1510.2	40.1	35.6	24.3	10.9	5841.5

医疗卫生机构数

Number of Health Care Institutions

机构名称 Institution	2010	2015	2019	2020	2021
总计	**936927**	**983528**	**1007579**	**1022922**	**1030935**
Total					
医院	20918	27587	34354	35394	36570
Hospitals					
基层医疗卫生机构	901709	920770	954390	970036	977790
Grass-roots Health Care Institutions					
专业公共卫生机构	11835	31927	15958	14492	13276
Specialized Public Health Institutions					
其他机构	2465	3244	2877	3000	3299
Other Health Care Institutions					
总计中					
非公医疗卫生机构	**447995**	**439862**	**470842**	**484155**	**495415**
Non-Public Health Care Institutions					
# 医院	7068	14518	22424	23524	24766
Hospitals					
基层医疗卫生机构	440782	424784	447250	459147	468662
Grass-roots Health Care Institutions					

各地区医疗卫生机构数（2021 年）

Number of Health Care Institutions by Region (2021)

地　区 Region	合计 Total	医院 Hospitals	基层医疗卫生机构 Grass-roots Health Care Institutions	专业公共卫生机构 Specialized Public ealth Institutions	其他机构 Others
总　计　Total	**1030935**	**36570**	**977790**	**13276**	**3299**
东　部　Eastern	394513	14252	373823	4555	1883
中　部　Central	323989	11009	308224	4032	724
西　部　Western	312433	11309	295743	4689	692
北　京　Beijing	10699	644	9777	101	177
天　津　Tianjin	6076	432	5489	73	82
河　北　Hebei	88162	2395	85029	644	94
山　西　Shanxi	41007	1427	39101	431	48
内蒙古　Inner Mongolia	24948	806	23684	400	58
辽　宁　Liaoning	33051	1444	30919	539	149
吉　林　Jilin	25344	825	24155	285	79
黑龙江　Heilongjiang	20578	1187	18772	548	71
上　海　Shanghai	6308	426	5656	103	123
江　苏　Jiangsu	36448	2030	33387	619	412
浙　江　Zhejiang	35120	1485	33021	406	208
安　徽　Anhui	29554	1338	27629	466	121
福　建　Fujian	28693	711	27463	392	127

续表　Continued

地　区 Region		合计 Total	医院 Hospitals	基层医疗卫生机构 Grass-roots Health Care Institutions	专业公共卫生机构 Specialized Public Health Institutions	其他机构 Others
江　西	Jiangxi	36764	939	35216	513	96
山　东	Shandong	85715	2654	82062	779	220
河　南	Henan	78536	2410	75174	791	161
湖　北	Hubei	36529	1167	34823	459	80
湖　南	Hunan	55677	1716	53354	539	68
广　东	Guangdong	57964	1762	55139	788	275
广　西	Guangxi	34112	803	32643	599	67
海　南	Hainan	6277	269	5881	111	16
重　庆	Chongqing	21361	858	20268	154	81
四　川	Sichuan	80249	2481	76875	703	190
贵　州	Guizhou	29292	1449	27465	328	50
云　南	Yunnan	26885	1405	24869	544	67
西　藏	Tibet	6907	179	6600	127	1
陕　西	Shaanxi	34971	1270	33185	415	101
甘　肃	Gansu	25759	699	24373	652	35
青　海	Qinghai	6408	222	6011	173	2
宁　夏	Ningxia	4571	213	4242	95	21
新　疆	Xinjiang	16970	924	15528	499	19

医院数
Number of Hospitals

医院 Hospitals	2010	2015	2019	2020	2021
总计 Total	**20918**	**27587**	**34354**	**35394**	**36570**
按登记注册类型分 By the Type of Rrgistration					
公立医院 Public Hospitals	13850	13069	11930	11870	11804
民营医院 Non-public Hospitals	7068	14518	22424	23524	24766
按医院等级分 By Level					
# 三级医院 Tertiary Hospitals	1284	2123	2749	2996	3275
二级医院 Secondary Hospitals	6472	7494	9687	10404	10848
一级医院 Primary Hospitals	5271	8759	11264	12252	12649
按类别分 By Category					
# 综合医院 General Hospitals	13681	17430	19963	20133	20307
中医医院 TCM Hospitals	2778	3267	4221	4426	4630
专科医院 Specialist Hospitals	3956	6023	8531	9021	9699

分等级医院数（2021 年）

Number of Hospitals by Grade (2021)

医院名称 Hospitals	医院 Hospitals	综合医院 General Hospitals	中医院 TCM Hospitals	专科医院 Specialized Hospitals
总计 Total	**36570**	**20307**	**4630**	**9699**
三级医院 Tertiary Hospitals	3275	1763	593	797
# 甲等 1st Class Hospitals	1651	899	377	290
乙等 2nd Class Hospitals	487	316	103	51
丙等 3rd Class Hospitals	32	23		8
二级医院 Secondary Hospitals	10848	4839	1948	3686
# 甲等 1st Class Hospitals	4180	2422	1326	277
乙等 2nd Class Hospitals	1302	807	182	260
丙等 3rd Class Hospitals	72	34	7	28
一级医院 Primary Hospitals	12649	9142	1263	1794
未定级医院 Other Hospitals	9798	4563	826	3422

按床位数分组医院数（个）

Number of Different Categories of Hospitals by Beds

分组 Group	2010	2015	2019	2020	2021
医院合计	**20918**	**27587**	**34354**	**35394**	**36570**
All Hospitals					
<100 张（Bed）	12394	16542	20733	21246	21909
100 ～ 199 张（Bed）	3496	4073	5099	5297	5412
200 ～ 499 张（Bed）	3241	3912	4578	4761	5017
500 ～ 799 张（Bed）	1069	1568	1937	2005	2068
≥ 800 张（Bed）	718	1492	2007	2085	2164
# 综合医院 General Hospitals	13681	17430	19963	20133	20307
<100 张（Bed）	7981	10567	12101	12185	12368
100 ～ 199 张（Bed）	2086	2317	2770	2778	2742
200 ～ 499 张（Bed）	2203	2282	2339	2346	2353
500 ～ 799 张（Bed）	802	1053	1208	1230	1220
≥ 800 张（Bed）	609	1211	1545	1594	1624
中医医院 TCM Hospitals	2778	3267	4221	4426	4630
<100 张（Bed）	1246	1283	2008	2142	2303
100 ～ 199 张（Bed）	841	717	659	672	665
200 ～ 499 张（Bed）	557	901	998	1024	1027
500 ～ 799 张（Bed）	97	250	370	395	423
≥ 800 张（Bed）	37	116	186	193	212

各地区医院数（2021 年）

Number of Hosptials by Region (2021)

地区 Region	合计 Total	按登记注册类型分 By the Type of Rrgistration		按医院等级分 By Level		
		公立医院 Public Hospitals	民营医院 Non-public Hospitals	三级医院 Third-level Hospitals	二级医院 Second-level Hospitals	一级医院 First-level Hospitals
总　计 Total	**36570**	**11804**	**24766**	**3275**	**10848**	**12649**
东　部 Eastern	14252	4426	9826	1405	3709	4880
中　部 Central	11009	3557	7452	874	3432	3660
西　部 Western	11309	3821	7488	996	3707	4109
北　京 Beijing	644	192	452	116	149	348
天　津 Tianjin	432	132	300	49	87	188
河　北 Hebei	2395	699	1696	100	621	1316
山　西 Shanxi	1427	455	972	62	411	276
内蒙古 Inner Mongolia	806	329	477	91	331	272
辽　宁 Liaoning	1444	434	1010	161	360	473
吉　林 Jilin	825	258	567	68	274	173
黑龙江 Heilongjiang	1187	549	638	109	364	354
上　海 Shanghai	426	162	264	53	93	10
江　苏 Jiangsu	2030	435	1595	203	463	713
浙　江 Zhejiang	1485	449	1036	144	219	48
安　徽 Anhui	1338	368	970	111	496	506
福　建 Fujian	711	288	423	93	285	240

续表 Continued

地区 Region	合计 Total	按登记注册类型分 By the Type of Rrgistration		按医院等级分 By Level		
		公立医院 Public Hospitals	民营医院 Non-public Hospitals	三级医院 Third-level Hospitals	二级医院 Second-level Hospitals	一级医院 First-level Hospitals
江 西 Jiangxi	939	327	612	98	280	256
山 东 Shandong	2654	780	1874	196	740	997
河 南 Henan	2410	728	1682	141	633	1269
湖 北 Hubei	1167	402	765	161	395	305
湖 南 Hunan	1716	470	1246	124	579	521
广 东 Guangdong	1762	737	1025	254	624	464
广 西 Guangxi	803	348	455	94	342	266
海 南 Hainan	269	118	151	36	68	83
重 庆 Chongqing	858	216	642	65	267	345
四 川 Sichuan	2481	684	1797	299	751	932
贵 州 Guizhou	1449	289	1160	79	420	727
云 南 Yunnan	1405	449	956	107	488	508
西 藏 Tibet	179	126	53	17	60	47
陕 西 Shaanxi	1270	450	820	82	443	365
甘 肃 Gansu	699	283	416	62	194	64
青 海 Qinghai	222	113	109	25	99	14
宁 夏 Ningxia	213	66	147	19	86	73
新 疆 Xinjiang	924	468	456	56	226	496

基层医疗卫生机构数（个）

Number of Grass-roots Health Care Institutions

机构名称 Institution	2010	2015	2019	2020	2021
总计 **Total**	**901709**	**920770**	**954390**	**970036**	**977790**
社区卫生服务中心 Community Health Centers	6903	8806	9561	9826	10122
# 政府办 Government-run	5900	6164	6656	6848	7042
社区卫生服务站 Community Health Stations	25836	25515	25452	25539	26038
# 政府办 Government-run	12490	12082	10718	10482	10631
街道卫生院 Sub-district Health Centers	929	524	512	539	512
乡镇卫生院 Township Health Centers	37836	36817	36112	35762	34943
# 政府办 Government-run	37217	36344	35655	35259	34494
村卫生室 Village Clinics	648424	640536	616094	608828	599292
门诊部 Outpatient Departments	8291	13282	25666	29709	35827
诊所（医务室） Clinics	173490	195290	240993	259833	271056

各地区基层医疗卫生机构数（2021 年）

Number of Grass-roots Health Care Institutions by Region (2021)

地　区 Region	合计 Total	社区服务中心（站） Community Health Centers（Stations）	乡镇卫生院 Township Health Centers	村卫生室 Village Clinics	门诊部（所） Clinics
总　计　Total	**977790**	**36160**	**34943**	**599292**	**306883**
东　部　Eastern	373823	20167	8964	206251	138347
中　部　Central	308224	8266	11192	207292	81167
西　部　Western	295743	7727	14787	185749	87369
北　京　Beijing	9777	1989		2559	5229
天　津　Tianjin	5489	673	133	2214	2464
河　北　Hebei	85029	1543	1970	59967	21549
山　西　Shanxi	39101	1037	1312	26355	10149
内蒙古　Inner Mongolia	23684	1230	1251	12965	8237
辽　宁　Liaoning	30919	1387	1025	16235	12258
吉　林　Jilin	24155	321	762	9463	13609
黑龙江　Heilongjiang	18772	673	964	10128	7000
上　海　Shanghai	5656	1159		1147	3350
江　苏　Jiangsu	33387	2669	973	14936	14802
浙　江　Zhejiang	33021	4658	1042	11221	16087
安　徽　Anhui	27629	1814	1347	15630	8829
福　建　Fujian	27463	725	889	16847	9002

续表 Continued

地 区 Region		合计 Total	社区服务中心（站） Community Health Centers（Stations）	乡镇卫生院 Township Health Centers	村卫生室 Village Clinics	门诊部（所） Clinics
江 西	Jiangxi	35216	587	1588	27189	5847
山 东	Shandong	82062	2406	1492	52940	25176
河 南	Henan	75174	1791	2010	58488	12876
湖 北	Hubei	34823	1073	1110	22961	9650
湖 南	Hunan	53354	970	2099	37078	13207
广 东	Guangdong	55139	2736	1166	25448	25782
广 西	Guangxi	32643	338	1263	19088	11954
海 南	Hainan	5881	222	274	2737	2648
重 庆	Chongqing	20268	577	810	9495	9377
四 川	Sichuan	76875	1116	3661	50309	21763
贵 州	Guizhou	27465	893	1331	20105	5090
云 南	Yunnan	24869	652	1369	13588	9234
西 藏	Tibet	6600	14	675	5258	653
陕 西	Shaanxi	33185	741	1531	22394	8519
甘 肃	Gansu	24373	698	1357	16301	6015
青 海	Qinghai	6011	275	410	4472	854
宁 夏	Ningxia	4242	239	205	2159	1639
新 疆	Xinjiang	15528	954	924	9615	4034

中医类医疗卫生机构数（个）

Number of TCM Institutions

机构名称 Institution	2010	2015	2019	2020	2021
总计 Total	**36714**	**46541**	**65809**	**72355**	**77336**
中医类医院 Hospitals Specialized in TCM	3232	3966	5232	5482	5715
中医医院 TCM Hospitals	2778	3267	4221	4426	4630
中西医结合医院 Hospitals of Integrated Chinese and Western Medicine	256	446	699	732	756
民族医院 Hospitals of Traditional Ethnic Medicine	198	253	312	324	329
中医类门诊部 Outpatient Departments Specialized in TCM	937	1640	3267	3539	3840
中医门诊部 TCM Outpatient Departments	734	1304	2772	3000	3276
中西医结合门诊部 Outpatient Departments of Integrated Chinese and Western Medicine	192	320	468	508	529
民族医门诊部 Outpatient Departments of Traditional Ethnic Medicine	11	16	27	31	35
中医类诊所 Clinics Specialized in TCM	32496	40888	57268	63291	67743
中医诊所 TCM Clinics	24978	32968	48289	53560	57695
中西医结合诊所 Clinics of Integrated Chinese and Western Medicine	7159	7386	8360	9090	9424
民族医诊所 Clinics of Traditional Ethnic Medicine	359	534	619	641	624
中医类研究机构 Institutions Specialized in TCM Research	49	47	42	43	38
中医（药）研究院（所） TCM Institutions	36	35	33	34	32
中西医结合研究所 Institutions of Integrated Chinese and Western Medicine	3	3	2	2	1
民族医（药）学研究所 Institutions of Traditional Ethnic Medicine	10	9	7	7	5

提供中医服务的基层医疗卫生机构数

Grass-roots Health Care Institutions Providing TCM Services

机构名称 Institution	2015	2018	2019	2020	2021
提供中医服务的基层医疗卫生机构数(个)	**400635**	**448805**	**459595**	**475629**	**493902**
Grass-roots Health Care Institutions Providing TCM Services					
社区卫生服务中心	5718	6540	6878	7201	7479
Community Health Centers					
社区卫生服务站	7734	9490	9981	10868	11510
Community Health Stations					
乡镇卫生院	33070	34304	34148	34068	33465
Township Health Centers					
村卫生室	354113	398471	408588	423492	441448
Village Clinics					
占同类机构总数的 %					
As % of the Same Type of Institution					
社区卫生服务中心	96.9	98.5	98.3	99.0	99.5
Community Health Centers					
社区卫生服务站	81.0	87.2	85.9	90.6	93.0
Community Health Stations					
乡镇卫生院	93.0	97.0	97.1	98.0	99.1
Township Health Centers					
村卫生室	60.3	69.0	71.3	74.5	78.8
Village Clinics					

注：① 2015 年起按配备中医类别执业（助理）医师、有中草药收入、中医处方、开展中医医疗技术和中医药健康管理的社区卫生服务中心（站）、乡镇卫生院数及以中医、中西医结合、民族医为主、有中药柜、开展中医医疗技术和中医药健康管理的村卫生室统计；②本表不含分支机构。

Note: ① From 2015, it has practising（assistant）doctors of traditional Chinese medicine（TCM）, the income of Chinese herbal medicine, Chinese medicine prescriptions, having medical technology and health management of traditional Chinese medicine in the community health service center （station） and township health centers;It were carried out by Chinese medicine, Chinese and Western medicine, national medicine, Chinese medicine cabinet, Chinese medical technology and traditional Chinese medicine health management in village health clinics; ② The table does not contain branches.

专业公共卫生机构数（个）

Number of Specialized Public Health Institutions

机构名称 Institution	2010	2015	2019	2020	2021
总计 Total	**11835**	**31927**	**15958**	**14492**	**13276**
疾病预防控制中心 CDC	3513	3478	3403	3384	3376
专科疾病防治机构 Specialized Disease Prevention & Treatment Institutions	1274	1234	1128	1048	932
健康教育机构 Health Education Institutions	139	166	170	174	184
妇幼保健机构 MCH Institutions	3025	3078	3071	3052	3032
急救中心（站） Emergency Centers （First-Aid Stations）	245	345	448	484	526
采供血机构 Institutions for Blood Gathering and Supplying	530	548	594	606	628
卫生监督机构 Health Inspection Institutions	2992	2986	2869	2934	3010
计划生育技术服务机构 Institutions for Family Planning Services	117	20092	4275	2810	1588

注：2013 年起增加原计生部门主管的计划生育技术服务机构。

Note:Since 2013,have been included the family planning technical service institution, under the administration of the original family planning department.

各地区专业公共卫生机构数（2021 年）

Number of Specialized Public Health Institutions by Region (2021)

地　区 Region		合计 Total	疾病预防控制中心 CDC	专科疾病防治机构 Specialized Disease Prevention & Treatment Institutions	妇幼保健机构 MCH Institutions	卫生监督机构 Health Inspection Institutions
总　计	**Total**	**13276**	**3376**	**932**	**3032**	**3010**
东　部	Eastern	4555	1040	402	947	947
中　部	Central	4032	1053	398	954	964
西　部	Western	4689	1283	132	1131	1099
北　京	Beijing	101	25	19	18	18
天　津	Tianjin	73	20	3	17	18
河　北	Hebei	644	187	12	184	181
山　西	Shanxi	431	132	8	127	124
内蒙古	Inner Mongolia	400	121	14	114	116
辽　宁	Liaoning	539	109	51	86	107
吉　林	Jilin	285	66	55	71	49
黑龙江	Heilongjiang	548	146	32	117	140
上　海	Shanghai	103	19	16	19	17
江　苏	Jiangsu	619	115	34	118	110
浙　江	Zhejiang	406	103	14	95	99
安　徽	Anhui	466	122	41	126	113
福　建	Fujian	392	100	23	94	87

续表 Continued

地　区 Region		合计 Total	疾病预防控制中心 CDC	专科疾病防治机构 Specialized Disease Prevention & Treatment Institutions	妇幼保健机构 MCH Institutions	卫生监督机构 Health Inspection Institutions
江　西	Jiangxi	513	144	92	112	110
山　东	Shandong	779	191	86	161	150
河　南	Henan	791	183	22	164	183
湖　北	Hubei	459	116	70	101	108
湖　南	Hunan	539	144	78	136	137
广　东	Guangdong	788	142	128	130	160
广　西	Guangxi	599	122	30	105	125
海　南	Hainan	111	29	16	25	
重　庆	Chongqing	154	41	13	41	39
四　川	Sichuan	703	212	23	202	178
贵　州	Guizhou	328	100	5	99	79
云　南	Yunnan	544	150	28	147	143
西　藏	Tibet	127	82		36	2
陕　西	Shaanxi	415	119	5	118	118
甘　肃	Gansu	652	103	9	99	97
青　海	Qinghai	173	55	2	50	53
宁　夏	Ningxia	95	25	0	23	24
新　疆	Xinjiang	499	153	3	97	125

医疗卫生机构床位数（万张）

Number of Beds in Health Care Institutions (10000)

机构名称 Institution	2010	2015	2019	2020	2021
总计 **Total**	**478.7**	**701.5**	**880.7**	**910.1**	**944.8**
医院 Hospitals	338.7	533.1	686.7	713.1	741.3
基层医疗卫生机构 Grass-roots Health Care Institutions	119.2	141.4	163.1	164.9	171.2
专业公共卫生机构 Specialized Public Health Institutions	16.5	23.6	28.5	29.6	30.2
其他机构 Other Health Care Institutions	4.3	3.4	2.4	2.4	2.2
总计中					
非公医疗卫生机构 Non-public Health Care Institutions	**41.2**	**107.5**	**194.6**	**209.1**	**228.2**
# 医院 Hospitals	37.4	103.4	189.1	204.1	220.7
基层医疗卫生机构 Grass-roots Health Care Institutions	3.8	3.9	4.9	4.4	6.7

各地区医疗卫生机构床位数（2021 年）

Number of Beds in Health Care Institutions by Region (2021)

地 区 Region		床位总数（张）Number of Beds	医院 Hospitals	公立医院 Public Hospitals	每千人口医疗卫生机构床位数 Beds per 1000 Population
总 计	**Total**	**9448448**	**7412566**	**5206065**	**6.70**
东 部	Eastern	3605380	2949746	2050637	5.93
中 部	Central	3071055	2341060	1661936	7.32
西 部	Western	2772013	2121760	1493492	7.24
北 京	Beijing	130259	122287	89138	5.95
天 津	Tianjin	68681	62238	47860	5.00
河 北	Hebei	454994	360191	255268	6.11
山 西	Shanxi	228946	186067	130338	6.58
内蒙古	Inner Mongolia	166598	133841	109174	6.94
辽 宁	Liaoning	324528	278149	188744	7.67
吉 林	Jilin	175296	149946	101847	7.38
黑龙江	Heilongjiang	260536	221206	163435	8.34
上 海	Shanghai	160378	142730	99986	6.44
江 苏	Jiangsu	548560	429886	254608	6.45
浙 江	Zhejiang	369875	327374	215436	5.66
安 徽	Anhui	411023	318415	214717	6.72
福 建	Fujian	223813	176316	132547	5.35

续表 Continued

地 区 Region		床位总数（张） Number of Beds	医院 Hospitals	公立医院 Public Hospitals	每千人口医疗卫生机构床位数 Beds per 1000 Population
江 西	Jiangxi	307292	223990	160979	6.80
山 东	Shandong	673920	522326	372863	6.63
河 南	Henan	721329	536984	374187	7.30
湖 北	Hubei	433965	314615	244265	7.44
湖 南	Hunan	532668	389837	272168	8.04
广 东	Guangdong	588964	479712	358922	4.64
广 西	Guangxi	319045	219722	168000	6.33
海 南	Hainan	61408	48537	35265	6.02
重 庆	Chongqing	240741	178223	115330	7.50
四 川	Sichuan	662029	497531	324019	7.91
贵 州	Guizhou	296902	232086	135441	7.71
云 南	Yunnan	330278	256141	175587	7.04
西 藏	Tibet	19650	14808	11048	5.37
陕 西	Shaanxi	284545	233562	164308	7.20
甘 肃	Gansu	183166	142546	113100	7.36
青 海	Qinghai	42153	35825	29510	7.10
宁 夏	Ningxia	41191	35703	26618	5.68
新 疆	Xinjiang	185715	141772	121357	7.17

医院床位数（万张）

Number of Beds in Hospitals (10000)

机构名称 Institution	2010	2015	2019	2020	2021
总计 Total	**338.7**	**533.1**	**686.7**	**713.1**	**741.3**
按登记注册类型分 By the Type of Rrgistration					
公立医院 Public Hospitals	301.4	429.6	497.6	509.1	520.6
民营医院 Non-public Hospitals	37.4	103.4	189.1	204.1	220.7
按医院等级分 By Hospital-level					
# 三级医院 Tertiary Hospitals	106.5	204.8	277.8	300.3	322.9
二级医院 Secondary Hospitals	160.1	219.7	266.6	271.8	274.3
一级医院 Primary Hospitals	25.7	48.2	65.1	71.3	72.6
按类别分 By Category					
# 综合医院 General Hospitals	245.0	372.1	453.3	462.2	469.8
中医医院 TCM Hospitals	42.4	71.5	93.3	98.1	102.3
专科医院 Specialist Hospitals	45.9	76.3	115.8	125.8	139.8

医院分科床位数及构成

Number & Percentage of Beds by Department in Hospitals

分科 Department	实有数（张） Number of Beds			构成 （%）		
	2010	2015	2021	2010	2015	2021
总计　Total	**3387437**	**5330580**	**7412566**	**100.0**	**100.0**	**100.0**
内科 Internal Medical Department	822981	1340434	1811877	24.3	25.1	24.4
外科 Surgical Department	698934	1089670	1321676	20.6	20.4	17.8
儿科 Pediatric Department	186880	294356	356754	5.5	5.5	4.8
妇产科 Obs. & Gyn. Department	286583	428378	442793	8.5	8.0	6.0
眼科 Ophthalmologic Department	61776	92075	144692	1.8	1.7	2.0
耳鼻咽喉科 ENT Department	48836	74522	88951	1.4	1.4	1.2
口腔科 Stomatologic Department	17904	27831	38584	0.5	0.5	0.5
精神科 Psychiatric Department	197319	325626	754095	5.8	6.1	10.2
传染科 Infectious Disease Department	96283	122521	147286	2.8	2.3	2.0
结核病科 Tuberculosis Department	19670	21819	20825	0.6	0.4	0.3
肿瘤科 Oncology Department	122215	193502	272279	3.6	3.6	3.7
中医科 TCM Department	451859	777605	1114025	13.3	14.6	15.0
其他 Others	376197	542241	898729	11.1	10.2	12.1

基层医疗卫生机构床位数（张）

Number of Beds in Grass-roots Health Care Institutions (Beds)

机构名称 Institution	2010	2015	2019	2020	2021
总计　Total	**1192242**	**1413842**	**1631132**	**1649384**	**1712115**
#社区卫生服务中心 Community Health Centers	137628	178410	214559	225539	239139
#政府办 Government-run	116569	138937	166541	177263	188550
社区卫生服务站 Community Health Stations	31186	22569	22886	12804	12581
#政府办 Government-run	9663	4065	3346	2704	2238
街道卫生院 Sub-district Health Centers	19746	8867	12082	12630	12225
乡镇卫生院 Township Health Centers	994329	1196122	1369914	1390325	1417410
#政府办 Government-run	978983	1183178	1353199	1370674	1402629
门诊部 Outpatient Departments	9233	7716	11291	7522	17078

中医类医疗机构床位数（张）

Number of Beds in TCM Clinical Departments (Beds)

机构名称 Institution	2010	2015	2019	2020	2021
总计 Total	**548726**	**957523**	**1328752**	**1432900**	**1505271**
中医类医院 Hospitals Specialized in TCM	471289	819412	1091630	1148135	1197032
中医医院 TCM Hospitals	424244	715393	932578	981142	1022754
中西医结合医院 Hospitals of Integrated Chinese & Western Medicine	35234	78611	117672	124614	132094
民族医医院 Hospitals of Traditional Ethnic Medicine	11811	25408	41380	42379	42184
中医类门诊部 Outpatient Departments Specialized in TCM	596	585	536	438	947
中医门诊部 TCM Outpatient Departments	407	370	402	294	590
中西医结合门诊部 Outpatient Departments of Integrated Chinese & Western Medicine	185	197	124	142	303
民族医门诊部 Outpatient Departments of Traditional Ethnic Medicine	4	18	10	2	54
非中医类医疗机构中医临床科室 Other Clinical Department of TCM	76841	137526	236586	284327	307292

注：中医类临床科室包括中医科各专业、中西医结合科、民族医学科。

Note: Clinical Departments of TCM include departments of TCM,Integrated Chinese and Western Medicine,and traditional ethnic medicine.

卫生人员数（万人）

Number of Health Personnel (10000)

指标 Indictor	2010	2015	2019	2020	2021
总计 Total	**820.8**	**1069.4**	**1292.8**	**1347.5**	**1398.3**
卫生技术人员 Health Technical Personnel	587.6	800.8	1015.4	1067.8	1124.2
执业（助理）医师 Physicians & Physician Assistants	241.3	303.9	386.7	408.6	428.7
# 执业医师 Physicians	197.3	250.8	321.1	340.2	359.0
注册护士 Registered Nurses	204.8	324.1	444.5	470.9	501.8
药剂师（士） Pharmacists	35.4	42.3	48.3	49.7	52.1
技师（士） Laboratory Technicians	33.9	42.9	53.6	56.1	69.2
其他卫生技术人员 Other Health Technical Personnel	72.2	87.5	82.2	82.6	72.4
乡村医生和卫生员 Village Doctors & Assistants	109.2	103.2	84.2	79.6	69.7
# 乡村医生 Village Doctors	103.2	96.3	79.2	75.0	67.7
其他技术人员 Other Technical Personnel	29.0	40.0	50.4	53.0	59.9
管理人员 Administrative Staff	37.1	47.3	54.4	56.1	81.8
工勤技能人员 Logistics Technical Workers	57.9	78.2	88.4	91.1	98.5

注：① 2010 年起，卫生人员包括返聘本单位半年以上人员；②卫生技术人员包括取得“卫生监督员证书”的公务员。以下各表同；③ 2021 年起，管理人员中包含同时担负管理任务和业务工作的人员；④ 2021 年，有 35.8 万人同时担负管理任务和业务工作。

Note: ① Health personnel re-employed for more than six months are included since 2010; ② Health technical personnel include sanitation supervisors in public servants. The same applies to the related tables following; ③ Since 2021, administrative staff includes people who are responsible for both management task and clinical task; ④ In 2021, there are 358,000 who are responsible for both management task and clinical task.

各地区卫生人员数（2021 年）

Number of Health Personnel by Region (2021)

地 区 Region		人员数 Personnel	卫生技术人员 Health Technical Personnel	执业（助理）医师 Physicians & Physician Assistants	注册护士 Registered Nurses
总 计	**Total**	**13982571**	**11242016**	**4286832**	**5018282**
东 部	Eastern	6050798	4905243	1942896	2158251
中 部	Central	4006991	3204578	1240535	1451130
西 部	Western	3914782	3122195	1103401	1408901
北 京	Beijing	361004	289021	112514	124086
天 津	Tianjin	152472	121716	51777	46810
河 北	Hebei	710325	559392	254227	225018
山 西	Shanxi	362904	281527	113349	124305
内蒙古	Inner Mongolia	261659	211693	84230	88938
辽 宁	Liaoning	417681	334026	132022	152697
吉 林	Jilin	274509	215568	86739	96915
黑龙江	Heilongjiang	314884	248554	96932	107095
上 海	Shanghai	281031	229024	84055	103859
江 苏	Jiangsu	853430	691785	272666	308649
浙 江	Zhejiang	694794	579074	232663	250311
安 徽	Anhui	519418	435127	172581	200950
福 建	Fujian	366095	294368	111058	130171

续表 Continued

地区 Region		人员数 Personnel	卫生技术人员 Health Technical Personnel	执业（助理）医师 Physicians & Physician Assistants	注册护士 Registered Nurses
江西	Jiangxi	381723	305662	111394	139922
山东	Shandong	1055684	853148	342794	376542
河南	Henan	969590	755597	297509	328077
湖北	Hubei	564152	456377	169527	214644
湖南	Hunan	619811	506166	192504	239222
广东	Guangdong	1058702	873183	319438	401698
广西	Guangxi	493180	393884	131973	182407
海南	Hainan	99580	80506	29682	38410
重庆	Chongqing	308519	246615	92134	114010
四川	Sichuan	865416	672694	250397	306685
贵州	Guizhou	384145	309378	105369	141650
云南	Yunnan	470049	380657	125764	182586
西藏	Tibet	42309	25605	10625	7795
陕西	Shaanxi	445854	368607	120558	159405
甘肃	Gansu	247665	200988	70649	91701
青海	Qinghai	66755	51656	18773	21349
宁夏	Ningxia	73110	60596	22519	27255
新疆	Xinjiang	256121	199822	70410	85120

卫生技术人员数（万人）

Number of Health Technical Personnel (10000)

指标 Indictor	2010	2015	2019	2020	2021
卫生技术人员数	**587.6**	**800.8**	**1015.4**	**1067.8**	**1124.2**
Health Technical Personnel					
城市　Urban	295.5	422.0	551.6	585.5	656.2
农村　Rural	291.1	377.7	462.8	481.3	467.0
# 执业（助理）医师	241.3	303.9	386.7	408.6	428.7
Physicians & Physician Assistants					
城市　Urban	115.2	153.8	203.8	217.4	248.0
农村　Rural	126.1	150.2	182.9	191.2	180.7
# 执业医师	197.3	250.8	321.1	340.2	359.0
Physicians					
城市　Urban	106.2	143.1	189.9	202.2	224.0
农村　Rural	91.1	107.7	131.2	138.0	135.0
注册护士	204.8	324.1	444.5	470.9	501.8
Registered Nurses					
城市　Urban	120.0	189.3	259.3	276.1	304.9
农村　Rural	84.8	134.9	185.2	194.7	196.9

注：城市包括直辖市和地级市所辖区，农村包括县及县级市。

Note: Urban areas include municipalities, districts under the Jurisdiction of cities, and cities at county level. Rural areas include counties and cities at county-level.

每千人口卫生技术人员数

Number of Health Technical Personnel per 1000 Population

指标 Indictor	2010	2015	2019	2020	2021
卫生技术人员（人）	**4.39**	**5.84**	**7.26**	**7.57**	**7.97**
Health Technical Personnel					
城市　Urban	7.62	10.21	11.13	11.46	9.87
农村　Rural	3.04	3.90	4.99	5.18	6.26
执业（助理）医师	1.80	2.22	2.77	2.90	3.04
Physicians & Physician Assistants					
城市　Urban	2.97	3.72	4.11	4.25	3.73
农村　Rural	1.32	1.55	1.97	2.06	2.42
# 执业医师	1.47	1.84	2.30	2.41	2.55
Physicians					
城市　Urban	2.74	3.46	3.83	3.96	3.37
农村　Rural	0.95	1.11	1.42	1.49	1.81
注册护士	1.53	2.37	3.18	3.34	3.56
Registered Nurses					
城市　Urban	3.09	4.58	5.23	5.40	4.58
农村　Rural	0.89	1.39	2.00	2.10	2.64

注: ① 2021 年前， 城市、农村以户籍人口为分母，2021 年后，城市、农村以常住人口为分母; ②城市、农村人口系推算数字。

Note: ① Before 2021, registered population is the denominator in urban and rural areas, and after 2021, permanent resident population is the denominator in urban and rural areas; ② Urban and rural population are estimates.

各地区每千人口卫生人员数（2021 年）

Number of Health Personnel per 1000 Population by Region (2021)

地 区 Region	每千人口 Per 1000 Population		每万人口 Per 10000 Population	
	执业（助理）医师 Physicians & Physician Assistants	注册护士 Registered Nurses	全科医生数 General Practitioners	专业公共卫生机构人员数 Public Health Workers
总 计 Total	**3.04**	**3.56**	**3.08**	**6.79**
东 部 Eastern	3.19	3.55	3.69	6.17
中 部 Central	2.96	3.46	2.71	6.83
西 部 Western	2.88	3.68	2.53	7.47
北 京 Beijing	5.14	5.67	4.25	7.38
天 津 Tianjin	3.77	3.41	4.09	4.96
河 北 Hebei	3.41	3.02	3.28	6.19
山 西 Shanxi	3.26	3.57	2.14	6.54
内蒙古 Inner Mongolia	3.51	3.71	2.54	8.46
辽 宁 Liaoning	3.12	3.61	2.82	4.34
吉 林 Jilin	3.65	4.08	3.48	6.87
黑龙江 Heilongjiang	3.10	3.43	2.21	6.88
上 海 Shanghai	3.38	4.17	4.29	5.63
江 苏 Jiangsu	3.21	3.63	5.81	5.09
浙 江 Zhejiang	3.56	3.83	3.59	5.95
安 徽 Anhui	2.82	3.29	2.80	4.08
福 建 Fujian	2.65	3.11	2.78	6.12

续表 Continued

地 区 Region			每千人口 Per 1000 Population		每万人口 Per 10000 Population	
			执业（助理）医师 Physicians & Physician Assistants	注册护士 Registered Nurses	全科医生数 General Practitioners	专业公共卫生机构人员数 Public Health Workers
江	西	Jiangxi	2.47	3.10	2.13	7.83
山	东	Shandong	3.37	3.70	3.53	7.02
河	南	Henan	3.01	3.32	3.42	7.64
湖	北	Hubei	2.91	3.68	2.17	7.44
湖	南	Hunan	2.91	3.61	2.71	7.07
广	东	Guangdong	2.52	3.17	3.08	6.85
广	西	Guangxi	2.62	3.62	2.60	9.77
海	南	Hainan	2.91	3.77	2.80	7.80
重	庆	Chongqing	2.87	3.55	2.78	5.06
四	川	Sichuan	2.99	3.66	2.48	6.34
贵	州	Guizhou	2.74	3.68	2.41	7.28
云	南	Yunnan	2.68	3.89	1.97	8.07
西	藏	Tibet	2.90	2.13	1.28	6.39
陕	西	Shaanxi	3.05	4.03	3.35	7.79
甘	肃	Gansu	2.84	3.68	2.98	8.69
青	海	Qinghai	3.16	3.59	2.84	6.58
宁	夏	Ningxia	3.11	3.76	2.24	8.28
新	疆	Xinjiang	2.72	3.29	1.93	6.45

卫生技术人员年龄、学历及技术职务构成（2021 年）

Percentage of Health Technical Personnel by Age, Educational-Level, and Technical Position (2021)

分组 Group	合计 Total	医院 Hospitals	社区卫生服务中心 Community Health Centers	乡镇卫生院 Township Health Centers	疾病预防控制中心 CDC
构成（%）	**100.0**	**100.0**	**100.0**	**100.0**	**100.0**
按年龄分　By Age Group					
25 岁以下	9.7	10.0	6.9	9.6	4.5
25 ～ 34 岁	41.8	45.5	36.2	36.9	27.9
35 ～ 44 岁	24.8	24.2	30.8	26.9	27.8
45 ～ 54 岁	15.5	13.6	19.8	21.2	28.7
55 ～ 59 岁	4.1	3.8	3.6	3.8	10.0
60 岁及以上	4.1	2.9	2.8	1.6	1.1
按学历分　By Educational Level					
研究生 Postgraduate	6.5	8.9	2.2	0.1	8.7
本科 Undergraduate	37.6	42.1	42.3	24.6	47.5
大专 Junior College	38.8	36.5	39.3	45.4	30.8
中专 Secondary Technical School	16.5	12.2	15.4	28.5	12.1
高中及以下 Senior Secondary School and Below	0.7	0.4	0.8	1.4	1.0
按技术职务分　By Technical Position					
高级　Senior	9.2	10.9	6.5	3.6	14.9
中级　Intermediate	20.9	22.3	25.2	14.3	28.0
初级　Junior	62.4	59.5	61.5	72.4	48.1
未聘　Others	7.6	7.3	6.8	9.7	9.1

执业（助理）医师年龄、学历及技术职务构成（2021 年）

Percentage of Physicians and Physician Assistants by Age, Educational-Level, and Technical Position (2021)

分组 Group	合计 Total	医院 Hospitals	社区卫生服务中心 Community Health Centers	乡镇卫生院 Township Health Centers	疾病预防控制中心 CDC
构成（%）	**100.0**	**100.0**	**100.0**	**100.0**	**100.0**
按年龄分 By Age Group					
25 岁以下	0.9	0.6	1.1	1.9	0.4
25 ～ 34 岁	27.5	31.3	25.5	24.2	19.5
35 ～ 44 岁	32.0	33.2	34.8	33.0	26.8
45 ～ 54 岁	23.3	20.9	27.4	31.8	35.9
55 ～ 59 岁	7.3	7.3	5.9	6.3	15.6
60 岁及以上	9.1	6.7	5.3	2.9	1.9
按学历分 By Educational Level					
研究生 Postgraduate	15.4	23.4	5.1	0.3	10.6
本科 Undergraduate	46.5	53.0	54.3	32.3	50.5
大专 Junior College	26.6	18.2	30.0	43.4	27.5
中专 Secondary Technical School	10.9	5.2	10.0	23.0	10.6
高中及以下 Senior Secondary School and Below	0.7	0.3	0.7	1.1	0.9
按技术职务分 By Technical Position					
高级 Senior	19.5	25.3	12.3	6.8	23.4
中级 Intermediate	29.5	32.1	33.2	20.2	36.1
初级 Junior	48.1	39.8	52.2	70.2	38.6
未聘 Others	3.1	2.9	2.3	2.8	1.9

各类别执业（助理）医师及构成

Physicians & Physician Assistants by Practicing Category

分类 Class	2015	2019	2020	2021
人数　Number（10000）	**289.3**	**386.7**	**408.6**	**428.7**
临床类别　Clinical	222.2	288.2	300.7	312.6
中医类别　Chinese Medicine	41.9	62.5	68.3	73.2
口腔类别　Stomatology	14.0	24.5	27.8	31.1
公共卫生类别　Public Health	11.2	11.5	11.8	11.9
构成（%）	**100.0**	**100.0**	**100.0**	**100.0**
临床类别　Clinical	76.8	74.5	73.6	72.9
中医类别　Chinese Medicine	14.5	16.2	16.7	17.1
口腔类别　Stomatology	4.9	6.3	6.8	7.2
公共卫生类别　Public Health	3.9	3.0	2.9	2.8

全科医生数（2021 年）

Number of General Practitioners (2021)

机构名称 Institution	合计 Total	注册为全科医学专业的人数 Registered as General Practioners	注册为乡村全科执业助理医师的人数 Registered as County Assistant General Practitioners	取得全科医生培训合格证的人数 Obtained General Practitioner Training Certificates
人数　Number	**434867**	**314275**	**120592**	**118873**
# 医院 Hospitals	54110	54110		36317
社区服务中心（站） Community Health Centers and Stations	107871	91159	16712	19283
乡镇卫生院 Township Health Centers	176432	133917	42515	44389
村卫生室 County Health Centers	82884	22446	60438	11766

注：全科医生数指注册为全科医学专业的执业（助理）医师与注册为乡村全科执业助理医师之和。

Note: Number of General Practitioners includes physicians & physician assistants registered as general practitioner and county general physician assistants.

分科执业（助理）医师构成（%）

Percentage of Physicians and Physician Assistants by Department

科别 Department	2015	2019	2020	2021
总计 Total	**100.0**	**100.0**	**100.0**	**100.0**
内科 Internal Medical Department	22.8	22.3	22.0	19.1
外科 Surgical Department	12.6	12.0	11.8	10.2
儿科 Pediatric Department	3.9	4.1	4.0	4.8
妇产科 Obs. & Gyn. Department	9.3	8.4	8.4	8.7
眼科 Ophthalmologic Department	1.3	1.3	1.3	1.3
耳鼻咽喉科 ENT Department	1.4	1.2	1.2	1.1
口腔科 Stomatologic Department	5.2	6.2	6.9	7.1
精神科 Psychiatric Department	0.9	1.1	1.1	1.5
传染科 Infectious Disease Department	0.7	0.5	0.5	0.8
结核病科 Tuberculosis Department	0.2	0.2	0.2	0.2
皮肤病科 Dermatological Department	0.9	0.8	0.8	0.7
肿瘤科 Oncology Department	0.9	1.0	1.0	1.3
影像科 Radiological Department	6.7	6.8	6.8	5.6
中医科 TCM Department	11.6	12.2	12.5	15.8
其他 Others	21.8	21.8	21.3	21.6

各类医疗卫生机构人员数（万人）

Number of Personnel in Health Care Institutions (10000)

指标 Indictor	2010	2015	2019	2020	2021
医院卫生人员	**422.7**	**613.3**	**778.2**	**811.2**	**847.8**
Health Personnel of Hospitals					
# 卫生技术人员	343.8	507.1	648.7	677.5	711.3
Health Technical Personnel					
# 执业（助理）医师	126.1	169.3	217.4	228.3	239.6
Physicians and Physician Assistants					
注册护士	146.9	240.8	323.8	338.8	358.6
Registered Nurses					
基层医疗卫生机构卫生人员	**328.2**	**360.3**	**416.1**	**434.0**	**443.2**
Health Personnel of Grass-roots Health Care Institutions					
# 卫生技术人员	191.4	225.8	292.1	312.4	330.2
Health Technical Personnel					
# 执业（助理）医师	94.9	110.2	143.7	153.6	161.5
Physicians and Physician Assistants					
注册护士	46.7	64.7	96.0	105.7	115.0
Registered Nurses					
专业公共卫生机构卫生人员	**62.5**	**87.7**	**89.6**	**92.5**	**95.8**
Health Personnel of Specialized Public Health Institutions					
# 卫生技术人员	48.7	63.9	70.0	72.7	76.4
Health Technical Personnel					

非公医疗卫生机构人员数（万人）

Number of Health Personnel in Non-public Health Care Institutions (10000)

指标 Indictor	2010	2015	2019	2020	2021
人员数	**139.7**	**204.7**	**316.4**	**342.2**	**365.1**
Health Personnel					
# 卫生技术人员	82.3	141.6	240.7	263.9	288.0
Health Technical Personnel					
# 执业（助理）医师	40.8	63.0	101.9	112.0	120.5
Physicians & Physician Assistants					
注册护士	25.3	54.0	105.1	116.7	129.3
Registered Nurses					
占同类机构人员比重（%）	**17.0**	**19.2**	**24.5**	**25.4**	**26.1**
As % of the Same Type of Institutions					
# 卫生技术人员	14.0	17.7	23.7	24.7	25.6
Health Technical Personnel					
# 执业（助理）医师	16.9	20.7	26.3	27.4	28.1
Physicians & Physician Assistants					
注册护士	12.4	16.6	23.6	24.8	25.8
Registered Nurses					

医院卫生人员数（2021 年）

Number of Health Personnel in Hospitals (2021)

机构名称 Institution	卫生人员 （人） Health Personnel	卫生技术人员 Health Technical Personnel	执业（助理）医师 Physicians and Physician Assistants	注册护士 Registered Nurses
总计 Total	**8478469**	**7113291**	**2396009**	**3585596**
按登记注册类型分 By the Type of Registration				
公立医院 Public Hospitals	6461051	5524352	1870518	2789737
民营医院 Non-public Hospitals	2017418	1588939	525491	795859
按医院等级分 By Level				
# 三级医院 Tertiary Hospitals	4298006	3673102	1249146	1899683
二级医院 Secondary Hospitals	2958755	2483166	809792	1235326
一级医院 Primary Hospitals	614378	496648	180617	225941
按类别分 By Category				
# 综合医院 General Hospitals	5758888	4900103	1654033	2498226
中医医院 TCM Hospitals	1189337	1016890	363624	464899
专科医院 Specialist Hospitals	1270404	991090	305891	524780

基层医疗卫生机构人员数（2021）

Number of Health Personnel in Grass-roots Health Care Institutions (2021)

机构名称 Institution	卫生人员（人） Health Personnel	卫生技术人员 Health Technical Personnel	执业（助理）医师 Physicians & Physician Assistants	注册护士 Registered Nurses
总计 Total	**4431544**	**3301575**	**1614963**	**1149879**
社区卫生服务中心 Community Health Centers	554660	475895	192445	186035
#政府办 Government-run	447606	383203	155449	145765
社区卫生服务站 Community Health Stations	128252	116166	52883	51406
#政府办 Government-run	18793	17194	7459	7167
街道卫生院 Sub-district Health Centers	15799	13523	5624	4860
乡镇卫生院 Township Health Centers	1492416	1284512	525274	424982
#政府办 Government-run	1478443	1273228	520615	420832
村卫生室 Village Clinics	966609	276048	237484	34645
门诊部 Outpatient Departments	476584	397741	190269	171455
诊所（医务室） Clinics	797224	737690	410984	276496

注：本表村卫生室执业（助理）医师和注册护士数不含乡镇卫生院设点数字。

Note: Data for clinic physicians (assistants) and registered nurses in village clinics do not include the number of branches of township health centers.

社区卫生服务中心（站）及床位、人员数

Number of Community Health Centers (Stations), Beds and Personnel

指标 Indictor	2010	2015	2019	2020	2021
街道数（个） Sub-districts	6923	7957	8515	8773	8925
社区卫生服务中心（个） Community Health Centers	6903	8806	9561	9826	10122
床位数（张） Beds	137628	178410	214559	225539	239139
人员数（人） Personnel	282825	397301	487621	520534	554660
# 卫生技术人员 Health Technical Personnel	236966	335979	415110	444035	475895
# 执业（助理）医师 Physicians and Physician Assistants	103046	138516	170205	181752	192445
社区卫生服务站（个） Community Health Stations	25836	25515	25452	25539	26038
# 卫生技术人员（人） Health Technical Personnel	94356	95179	109599	114369	116166
# 执业（助理）医师 Physicians and Physician Assistants	41179	43154	50066	52009	52883

乡镇卫生院机构、床位及人员数

Number of Township Health Centers, Beds and Personnel

指标 Indictor	2010	2015	2019	2020	2021
乡镇数 Towns and Townships	33981	31830	30210	29966	29633
机构数（个） Township Health Centers	37836	36817	36112	35762	34943
床位数（张） Beds	994329	1196122	1369914	1390325	1417410
人员数（人） Personnel	1151349	1277697	1445043	1481181	1492416
# 卫生技术人员 Health Technical Personnel	973059	1078532	1232224	1267426	1284512
# 执业（助理）医师 Physicians and Physician Assistants	422648	440889	502912	520116	525274
注册护士 Registered Nurses	217693	298881	391384	408550	424982
平均每院床位数 Beds per Center	26.3	32.5	37.9	38.9	40.6
平均每院人员数 Personnel per Center	30.4	34.7	40.0	41.4	42.7
# 卫生技术人员 Health Technical Personnel	25.7	29.3	34.1	35.4	36.8
# 执业（助理）医师 Physicians and Physician Assistants	11.2	12.0	13.9	14.5	15.0
注册护士 Registered Nurses	5.8	8.1	10.8	11.4	12.2

各地区乡镇卫生院机构、床位及人员数（2021 年）

Number of Township Health Centers, Beds and Personnel by Region (2021)

地 区 Region		机构数（个）Centers	床位数（张）Beds	人员数（人）Personnel	乡镇数（个）Towns & Townships
总 计	**Total**	**34943**	**1417410**	**1492416**	**29633**
东 部	Eastern	8964	406680	514609	8148
中 部	Central	11192	522265	472575	9429
西 部	Western	14787	488465	505232	12056
北 京	Beijing				178
天 津	Tianjin	133	3893	5936	128
河 北	Hebei	1970	69928	60641	1944
山 西	Shanxi	1312	30327	27426	1061
内蒙古	Inner Mongolia	1251	21368	22938	779
辽 宁	Liaoning	1025	30078	24125	841
吉 林	Jilin	762	15804	23174	607
黑龙江	Heilongjiang	964	23917	21982	901
上 海	Shanghai				108
江 苏	Jiangsu	973	77851	105303	718
浙 江	Zhejiang	1042	19123	53918	876
安 徽	Anhui	1347	70681	63688	1236
福 建	Fujian	889	33105	41088	907

注：农村人口系推算数。

续表 Continued

地　区 Region		机构数 （个） Centers	床位数 （张） Beds	人员数 （人） Personnel	乡镇数 （个） Towns & Townships
江　西	Jiangxi	1588	60898	53345	1396
山　东	Shandong	1492	98065	110638	1129
河　南	Henan	2010	130970	113715	1784
湖　北	Hubei	1110	83365	80434	922
湖　南	Hunan	2099	106303	88811	1522
广　东	Guangdong	1166	66310	99670	1123
广　西	Guangxi	1263	78203	85964	1118
海　南	Hainan	274	8327	13290	196
重　庆	Chongqing	810	44766	36276	786
四　川	Sichuan	3661	131720	114843	2642
贵　州	Guizhou	1331	45749	54906	1145
云　南	Yunnan	1369	55086	63878	1204
西　藏	Tibet	675	4066	6326	676
陕　西	Shaanxi	1531	35777	47601	990
甘　肃	Gansu	1357	28747	32895	1229
青　海	Qinghai	410	4795	6368	362
宁　夏	Ningxia	205	3394	6452	193
新　疆	Xinjiang	924	34794	26785	932

村卫生室及人员数

Number of Village Clinics and Personnel

指标 Indictor	2010	2015	2019	2020	2021
村卫生室数（个）Village Clinics	**648424**	**640536**	**616094**	**608828**	**599292**
村办 Set-up by Villages	365153	353196	339525	337868	337762
乡卫生院设点 Branch of THC	49678	60231	69091	71858	67260
联营 Joint	32650	29208	27626	26817	26726
私人办 Private	177080	153353	134575	125503	118303
其他 Others	23863	44548	45277	46782	49241
人员总数（人）Personnel	**1292410**	**1447712**	**1445525**	**1442311**	**1363361**
执业(助理)医师 Physicians & Physician Assistants	173275	309923	435471	465214	475824
注册护士 Registered Nurses	27272	106264	167752	185170	193057
药师 Pharmacist	–	–	–	–	3919
乡村医生 Village Doctors	1031828	962514	792074	746715	671298
卫生员 Health Workers	60035	69011	50228	45212	19263
平均每村卫生室人员 Personnel per Village	**2.17**	**2.26**	**2.35**	**2.37**	**2.27**
每千农村人口村卫生室人员数 Personnel per 1000 Rural Population	**1.35**	**1.50**	**1.56**	**1.55**	**1.83**

注：① 2021 年前， 城市、农村以户籍人口为分母；2021 年后，城市、农村以常住人口为分母；② 城市、农村人口系推算数字。本表执业(助理)医师和注册护士数包括乡镇卫生院设点数字。

Note: ① Before 2021, registered population will be the denominator in urban and rural areas, and after 2021, permanent resident population will be the denominator in urban and rural areas; ② Urban and rural population are estimates.Physicians and assistant physicians and registered nurses in the table include the figure of branches of twonship health centers.

各地区村卫生室及人员数（2021 年）

Number of Village Clinics and Personnel by Region (2021)

地　区 Region		村委会（个） Villages	村卫生室（个） Village Clinics	村卫生室人员数 Village Personnel	乡村医生数 Village Doctors	平均每村卫生室人员数 Personnel per Village
总　计	**Total**	**490058**	**599292**	**1363361**	**671298**	**2.27**
东　部	Eastern	193227	206251	482438	209266	2.34
中　部	Central	159294	207292	496931	233751	2.40
西　部	Western	137537	185749	383992	228281	2.07
北　京	Beijing	3784	2559	4206	2331	1.64
天　津	Tianjin	3519	2214	7370	3557	3.33
河　北	Hebei	48400	59967	111934	53766	1.87
山　西	Shanxi	19086	26355	51822	27719	1.97
内蒙古	Inner Mongolia	11027	12965	28491	12758	2.20
辽　宁	Liaoning	11566	16235	31718	15869	1.95
吉　林	Jilin	9342	9463	21536	11381	2.28
黑龙江	Heilongjiang	9026	10128	27491	13679	2.71
上　海	Shanghai	1556	1147	4576	438	3.99
江　苏	Jiangsu	13767	14936	72747	20055	4.87
浙　江	Zhejiang	19785	11221	29392	6164	2.62
安　徽	Anhui	14258	15630	45954	25292	2.94
福　建	Fujian	14267	16847	33742	16650	2.00

续表 Continued

地区 Region			村委会（个） Villages	村卫生室（个） Village Clinics	村卫生室人员数 Village Personnel	乡村医生数 Village Doctors	平均每村卫生室人员数 Personnel per Village
江	西	Jiangxi	16989	27189	57567	28902	2.12
山	东	Shandong	54621	52940	134361	70134	2.54
河	南	Henan	44700	58488	151166	68481	2.58
湖	北	Hubei	22189	22961	65534	29320	2.85
湖	南	Hunan	23704	37078	75861	28977	2.05
广	东	Guangdong	19430	25448	44647	17793	1.75
广	西	Guangxi	14172	19088	34636	26534	1.81
海	南	Hainan	2532	2737	7745	2509	2.83
重	庆	Chongqing	7956	9495	20660	13288	2.18
四	川	Sichuan	26092	50309	93029	53262	1.85
贵	州	Guizhou	13190	20105	34173	23871	1.70
云	南	Yunnan	11722	13588	46433	31554	3.42
西	藏	Tibet	5292	5258	12374	9773	2.35
陕	西	Shaanxi	16859	22394	36122	18362	1.61
甘	肃	Gansu	15923	16301	35007	15966	2.15
青	海	Qinghai	4149	4472	9841	5768	2.20
宁	夏	Ningxia	2207	2159	5806	2676	2.69
新	疆	Xinjiang	8948	9615	27420	14469	2.85

中医药人员数

Number of Health Personnel of TCM

指标 Indicator	2010	2015	2019	2020	2021
中医药人员总数（万人）	**40.4**	**58.0**	**76.7**	**82.9**	**88.4**
Total Health Personnel of TCM（10000）					
中医类别执业（助理）医师	29.4	45.2	62.5	68.3	73.2
TCM Physicians （Assistants）					
见习中医师	1.3	1.4	1.5	1.5	1.6
Practice TCM Physicians （Assistants）					
中药师（士）	9.7	11.4	12.7	13.1	13.6
TCM Pharmacists					
占同类人员总数的 %					
As a % of the Same Type of Personnel					
中医类别执业（助理）医师	12.2	14.9	16.2	16.7	17.1
TCM Physicians （Assistants）					
见习中医师	9.9	6.4	7.9	8.2	9.6
Practice TCM Physicians （Assistants）					
中药师（士）	27.4	26.9	26.3	26.4	26.3
TCM Pharmacists					

专业公共卫生机构人员数（2021 年）

Number of Personnel in Specialized Public Health Institutions (2021)

机构名称 Institution	卫生人员 Health Personnel	卫生技术人员 Health Technical Personnel	执业（助理）医师 Physicians & Physician Assistants	注册护士 Registered Nurses
总计 Total	**958153**	**764388**	**259626**	**264455**
疾病预防控制中心 CDC	209550	158475	74192	17868
专科疾病防治机构 Specialized Disease Prevention & Treatment Institutions	45857	35196	13737	12814
健康教育机构 Health Education Institutions	2829	1107	479	216
妇幼保健机构 MCH Centers	542332	454195	159332	210259
急救中心（站） Emergency Centers （First-Aid Stations）	22934	12584	5500	5455
采供血机构 Institutions for Blood Gathering & Supplying	41241	30213	4033	16460
卫生监督机构 Health Inspection Institutions	79733	66918		
计划生育技术服务机构 Institutions for Family Planning Service	13677	5700	2353	1383

注：2020 年、2021 年每万人口专业公共卫生机构人员分别为 6.56 人和 6.79 人。

Note: Workers in specialized public health institutions per 10000 population in 2020 and 2021 are 6.56 and 6.79.

疾病预防控制中心及人员数

Number of Centers for Disease Control & Prevention and Personnel

	机构数（个）CDC	人员数（人）Personnel	卫生技术人员（人）Health Technical Personnel	执业（助理）医师（人）Physicians and Physician Assistants
2010	3513	195467	147347	78608
2015	3478	190930	141698	70709
2019	3403	187564	139839	69947
2020	3384	194425	145229	71736
2021	3376	209550	158475	74192
省属 Provincial CDC	31	11854	8651	4660
地级市属 CDC of Prefecture Cities	410	48317	37215	19423
县级市属 CDC of County-Level Cities	1260	70465	53012	24801
县属 County CDC	1495	72263	54747	23375
其他 Others	180	6651	4850	1933

妇幼保健机构及床位、人员数

Number of MCH Institutions, Beds and Personnel

指标 Indictor	2010	2015	2019	2020	2021
儿童医院数（个）	**72**	**114**	**141**	**151**	**151**
Children's Hospitals					
床位数（张） Beds	24582	37479	45082	46692	47866
人员数（人） Personnel	37412	60573	73533	78221	79390
# 卫生技术人员	30757	51116	62519	66563	67678
Health Technical Personnel					
# 执业（助理）医师	10037	15660	20042	21470	22194
Physicians and Physician Assistants					
注册护士	15095	25798	31490	33217	33463
Registered Nurses					
妇产医院数（个）	**398**	**703**	**809**	**807**	**793**
Gyn. & Obs. Hospitals					
床位数（张） Beds	26453	50698	60618	62403	62338
人员数（人） Personnel	46045	84046	110966	113566	114735
# 卫生技术人员	34728	62474	83049	85290	86463
Health Technical Personnel					
# 执业（助理）医师	11704	20363	26828	28230	28309
Physicians and Physician Assistants					
注册护士	15800	31350	44332	44860	45636
Registered Nurses					
妇幼保健机构数（个）	**3025**	**3078**	**3071**	**3052**	**3032**
MCH Centers					
床位数（张） Beds	134364	195352	243232	252920	260132
人员数（人） Personnel	245102	351257	486856	514734	542332
# 卫生技术人员	202365	291361	405060	428809	454195
Health Technical Personnel					
# 执业（助理）医师	85932	105832	142879	152076	159332
Physicians and Physician Assistants					
注册护士	73195	124414	184710	196000	210259
Registered Nurses					

医学专业招生及在校学生数

Number of Medical Entrants and Enrolments

年份 Year	招生数 Entrants		在校学生数 Enrolments	
	普通高等学校 Regular Institutions of Higher Education	中等职业学校 Secondary Vocational Schools	普通高等学校 Regular Institutions of Higher Education	中等职业学校 Secondary Vocational Schools
2010	533618	582799	1864655	1683865
2015	708858	468240	2554393	1401127
2019	1004233	394314	3311033	1155266
2020	1122902	442354	3678239	1185131
2021	1251357	451294	4117324	1225980

注：普通高等学校招生和在校生数包括研究生（2017 年及以后含在职研究生）、本科生及大专生，不含成人本专科生；2003 年起中等职业学校包括调整后中职学生、普通中专学生、成人中专学生，职业高中学生。下表同。

资料来源：《中国教育统计年鉴》。

Note: The number of students in ordinary colleges and universities includes graduate students (include part-time graduate students since 2017), undergraduates and college students, without adult college students; secondary vocational schools include ordinary secondary school and adult secondary school, without vocational school and technical school students, the next table is the same.

Source: *Chinese Education Statistical Yearbook.*

医学专业毕业人数

Number of Medical Graduates

年份 Year	普通高等学校 Regular Institutions of Higher Education	中等职业学校 Secondary Vocational Schools
2010	483611	435870
2015	626861	460809
2019	828370	401072
2020	878356	374518
2021	943430	346701

资料来源：《中国教育统计年鉴》。

Source: *Chinese Education Statistical Yearbook.*

附录 1：香港和澳门特别行政区与台湾省卫生状况

Appendix Ⅰ：Health Status of Hong Kong, Macao Special Administrative Region and Taiwan Province

香港、澳门特别行政区和台湾省居民健康状况

Health Status of Hong Kong, Macao Special Administrative Region and Taiwan Province

	人口数（万人）Total Population（10000）	出生率 Birth Rate（‰）	死亡率 Death Rate（‰）	婴儿死亡率 Infant Mortality Rate（‰）	期望寿命（岁）Life Expectancy at Birth（Year）	
					男性 Male	女性 Female
香港 Hong Kong						
2010	702	12.6	6.0	1.7	80.1	86.0
2015	729	8.2	6.3	1.4	81.4	87.3
2018	745	7.2	6.3	1.5	82.2	87.6
2019	751	7.0	6.5	1.3	82.3	88.1
2020	748	5.8	6.7	1.8	82.7	88.1
澳门 Macao						
2010	54	9.5	3.3	2.9	79.2	85.3
2015	64	11.0	3.1	1.6	79.9	86.3
2018	66	9.0	3.1	3.4	80.6	86.6
2019	67	8.9	3.4	1.5	80.8	86.7
2020	69	8.1	3.3	2.2	81.1	86.9
台湾 Taiwan						
2010	2316	7.2	6.3	…	76.1	82.6
2015	2349	9.1	7.0	…	77.0	83.6
2018	2359	7.7	7.3	…	77.6	84.1
2019	2360	7.5	7.5	…	77.7	84.2
2020	2356	7.0	7.3	…	78.1	84.8

资料来源：《中国统计年鉴》。

Source: *China Statistical Yearbook*.

香港特别行政区医疗卫生条件

Health Resources of Hong Kong Special Administrative Region

指标 Indicator	2010	2015	2018	2019	2020
医师数（人） Physicians	12620	13726	14651	15004	15298
注册中医（人） Registered Chinese Medicine Practitioners	6241	7071	7409	7582	7919
牙科医师（人） Dentists	2179	2382	2553	2611	2651
护士数（人） Nurses	40011	50461	56723	59082	61295
每千人口医师数（人） Physicians per 1000 Population	1.8	1.9	2.0	2.0	2.0
医疗机构（所） Health Institutions	116	133	140	141	144
病床数（张） Beds	35522	38287	40434	41474	42180
每千人口病床数（张） Beds per 1000 Population	5.0	5.2	5.4	5.5	5.6

资料来源：《中国统计年鉴》。
Source: *China Statistical Yearbook.*

澳门特别行政区医疗卫生条件

Health Resources of Macao Special Administrative Region

指标 Indicator	2010	2015	2018	2019	2020
医师数（人） Physicians	1330	1674	1754	1808	1789
护士数（人） Nurses	1536	2279	2464	2491	2568
每千人口医师数（人） Physicians per 1000 Population	2.5	2.6	2.6	2.7	2.6
医院数（所） Hospitals	4	5	5	5	4
病床数（张） Beds	1173	1494	1604	1628	1715
每千人口病床数（张） Beds per 1000 Population	2.2	2.3	2.4	2.4	2.5

资料来源：《中国统计年鉴》。
Source: *China Statistical Yearbook.*

台湾省医疗卫生条件

Health Resources of Taiwan Province

指标 Indicator	2010	2015	2017	2018	2019
从业医务人员（人） Health Personnel	241156	280508	299782	312887	326691
每千人口医务人员（人） Health Personnel per 1000 Population	10.4	11.9	12.7	13.3	13.8
医疗机构（所） Health Institutions	20183	21683	22129	22333	22512
病床数（张） Beds	158922	162163	164590	167521	168266
每千人口病床数（张） Beds per 1000 Population	6.86	6.90	6.98	7.10	7.13

资料来源：《中国统计年鉴》。
Source: *China Statistical Yearbook.*

附录 2：主要国家卫生状况

Appendix Ⅱ : Health Status of Main Countries

人口状况

Population Status

国家 Country	人口数 Population（1000人）（2019）	人口自然增长率 Rate of natural increase（‰）（2010-2015）	城镇人口所占% Urban Population as % of Total（2013）	期望寿命（岁）Life Expectancy at Birth（Year）（2019）	
				男性 Male	女性 Female
中国 China	1447470	5.7	53	74.7	80.5
印度 India	1380004	12.7	32	69.5	72.2
俄罗斯 Russian	145934	−0.4	74	68.2	78.0
巴西 Brazil	212559	9.1	85	72.4	79.4
南非 South Africa	59309	11.8	64	62.2	68.3
澳大利亚 Australia	25500	6.7	89	81.3	84.8
加拿大 Canada	37742	3.6	82	80.4	84.1
埃及 Egypt	102334	22.4	43	69.6	74.1
法国 France	65274	3.4	79	79.8	85.1
德国 Germany	83784	−2.4	75	78.7	84.8
意大利 Italy	60462	−1.6	69	80.9	84.9
日本 Japan	126476	−1.5	93	81.5	86.9
墨西哥 Mexico	128933	14.6	79	73.1	78.9
尼日利亚 Nigeria	206140	27	46	61.2	64.1
波兰 Poland	37847	0.1	61	74.5	81.9
泰国 Thailand	69800	3.8	48	74.4	81.0
土耳其 Turkey	84339	11.5	72	76.4	80.7
英国 UK	67886	3.4	82	79.8	83.0
美国 USA	331003	4.3	81	76.3	80.7

资料来源：全球卫生观察站数据库。以下3表同。

Source: Global Health Observatory Data Repository. The same for the following 3 tables.

妇幼卫生状况

Maternal and Child Health Status

国家 Country	婴儿死亡率（‰） Infant Mortality Rate（per 1000 Live Births）（2019）	5岁以下儿童死亡率（‰） Under-five Mortality Rate（per 1000 Live Births）（2019）	孕产妇死亡率（1/10万） Maternal Mortality Ratio（per 100000 Live Births）（2017）	1岁儿童疫苗接种率（%） Immunization Coverage Among 1-year-old		
				麻疹 Measles （2019）	百白破 DTP3 （2019）	乙肝 HepB3 （2019）
中国 China	3	7	29	99	99	99
印度 India	20	33	145	95	85	91
俄罗斯 Russian	2	5	17	98	97	97
巴西 Brazil	9	15	60	91	77	80
南非 South Africa	11	32	119	72	84	77
澳大利亚 Australia	2	4	6	94	95	95
加拿大 Canada	3	5	10	90	91	74
埃及 Egypt	10	19	37	95	94	95
法国 France	3	4	8	90	–	91
德国 Germany	2	4	7	97	93	87
意大利 Italy	2	3	2	94	94	95
日本 Japan	<1	2	5	96	96	99
墨西哥 Mexico	8	14	33	73	74	56
尼日利亚 Nigeria	35	114	917	54	57	57
波兰 Poland	3	4	2	93	90	91
泰国 Thailand	5	9	37	96	97	97
土耳其 Turkey	5	9	17	97	98	99
英国 UK	3	4	7	91	93	93
美国 USA	3	6	19	90	93	91

卫生设施

Health Facilities

国家 Country	农村安全饮用水普及率 Coverage of Improved Drinking Water Source in Rural Area （%） （2015）	农村卫生厕所普及率 Coverage of Improved Sanitary Toilets in Rural Area （%） （2015）	每万人口 Per 10000 Population 医师数 Physicians （2011-2019）	 护士及助产士数 Nursing and Midwifery （2011-2019）	 病床数 Beds （2017）
中国　China	95.5	76.5	22.3	30.8	43.1
印度　India	94.1	39.6	7.4	17.5	5.3
俄罗斯　Russian	96.9	72.2	38.2	62.3	45.3
巴西　Brazil	98.1	82.8	23.1	74.0	20.9
南非　South Africa	93.2	66.4	7.9	49.7	13.1
澳大利亚　Australia	100.0	100.0	41.3	131.4	73.7
加拿大　Canada	99.8	99.8	24.4	110.7	25.3
埃及　Egypt	99.4	94.7	7.5	19.3	14.3
法国　France	100.0	98.7	32.7	117.8	59.8
德国　Germany	100.0	99.2	44.3	141.9	80
意大利　Italy	100.0	99.5	39.5	62.7	31.8
日本　Japan	100.0	100.0	24.8	119.5	130.5
墨西哥　Mexico	96.1	85.2	24.3	28.2	9.9
尼日利亚　Nigeria	68.5	29.0	3.8	15.0	–
波兰　Poland	98.3	97.2	37.7	68.7	66.2
泰国　Thailand	97.8	93.0	9.5	31.5	31.5
土耳其　Turkey	100.0	94.9	19.3	30.5	30.0
英国　UK	100.0	99.2	30.0	88.5	102.9
美国　USA	99.2	100.0	26.1	156.8	156.9

卫生费用

Health Expenditure

国家 Country	卫生总费用占 GDP% Total Health Expenditure as % of GDP（2018）	卫生总费用构成（%） % of Total Health Expenditure（2018）		政府卫生支出占财政支出 % Government Health Expenditure as % of Government Expenditure（2018）	人均卫生费用（美元） Per Capita Total Health Expenditure（US$）（2018）
		政府卫生支出 Government Health Expenditure	个人卫生支出 Private Health Expenditure		
中国　China	5.4	56.4	43.6	8.9	501.1
印度　India	3.5	27.0	73.1	3.4	72.8
俄罗斯　Russian	5.3	59.5	40.5	9.8	609.0
巴西　Brazil	9.5	41.7	58.3	10.3	848.4
南非　South Africa	8.3	54.1	46.0	13.3	526.0
澳大利亚　Australia	10.3	69.1	30.9	17.9	5425.3
加拿大　Canada	10.8	73.5	26.5	19.6	4994.9
埃及　Egypt	5.0	28.7	71.3	4.7	125.6
法国　France	11.3	73.4	26.6	14.8	4690.1
德国　Germany	11.4	77.7	22.3	20.0	5472.2
意大利　Italy	8.7	73.9	26.1	13.2	2989.0
日本　Japan	11.0	84.1	15.9	23.7	4266.6
墨西哥　Mexico	5.4	50.1	49.9	10.5	519.6
尼日利亚　Nigeria	3.9	14.9	85.1	4.4	83.8
波兰　Poland	6.3	71.1	28.9	10.8	978.7
泰国　Thailand	3.8	76.3	23.7	15.0	275.9
土耳其　Turkey	4.1	77.4	22.6	9.3	389.9
英国　UK	10.0	78.6	21.4	19.2	4315.4
美国　USA	16.9	50.4	49.6	22.5	10623.9

附录3：我国主要人口与社会经济指标

Appendix Ⅲ：Main Indicators of Population, Society and Economy of China

全国行政区划（2021 年底）

Division of Administrative Areas in China (End of 2021)

地　区 Region		地级数 Number of Regions at Prefecture Level	地级市 Cities at Prefecture Level	县级数 Regions at County Level	县级市 Cities at County Level	市辖区 Districts under the Jurisdiction of Cities	县 Counties
总　计	**Total**	**333**	**293**	**2843**	**394**	**977**	**1472**
北　京	Beijing			16		16	
天　津	Tianjin			16		16	
河　北	Hebei	11	11	167	21	49	97
山　西	Shanxi	11	11	117	11	26	80
内蒙古	Inner Mongolia	12	9	103	11	23	69
辽　宁	Liaoning	14	14	100	16	59	25
吉　林	Jilin	9	8	60	20	21	19
黑龙江	Heilongjiang	13	12	121	21	54	46
上　海	Shanghai			16		16	
江　苏	Jiangsu	13	13	95	21	55	19
浙　江	Zhejiang	11	11	90	20	37	33
安　徽	Anhui	16	16	104	9	45	50
福　建	Fujian	9	9	84	11	31	42
江　西	Jiangxi	11	11	100	12	27	61
山　东	Shandong	16	16	136	26	58	52

续表　Continued

地区 Region			地级数 Number of Regions at Prefecture Level	地级市 Cities at Prefecture Level	县级数 Regions at County Level	县级市 Cities at County Level	市辖区 Districts under the Jurisdiction of Cities	县 Counties
河	南	Henan	17	17	157	21	54	82
湖	北	Hubei	13	12	103	26	39	38
湖	南	Hunan	14	13	122	19	36	67
广	东	Guangdong	21	21	122	20	65	37
广	西	Guangxi	14	14	111	10	41	60
海	南	Hainan	4	4	25	5	10	10
重	庆	Chongqing			38		26	12
四	川	Sichuan	21	18	183	19	55	109
贵	州	Guizhou	9	6	88	10	16	62
云	南	Yunnan	16	8	129	18	17	94
西	藏	Tibet	7	6	74		8	66
陕	西	Shaanxi	10	10	107	7	31	69
甘	肃	Gansu	14	12	86	5	17	64
青	海	Qinghai	8	2	44	5	7	32
宁	夏	Ningxia	5	5	22	2	9	11
新	疆	Xinjiang	14	4	107	28	13	66

注：①本表数字来源于民政部；②县包括自治县（旗）、特区和林区。

Note: ① Data in this table are from the Ministry of Civil Affairs; ② Counties include utonomous counties (banners) ,special administrative region and forest district.

全国人口数

Population of China

指标 Indicator	2010	2015	2019	2020	2021
总人口（万人）	**134091**	**137462**	**140005**	**141178**	**141260**
Total Population （10000）					
按性别分 By Sex					
男性 Male	68748	70414	71527	72334	72311
女性 Female	65343	67048	68478	68844	68949
按城乡分 By Urban and Rural					
城镇 Urban	66978	77116	84843	90199	91425
乡村 Rural	67113	60346	55162	50979	49835
按年龄段分 * By Age Group					
0~15 岁（Age）	22259	24166	24977	25338	26302
16~59 岁（Age）	99938	91096	89640	89438	88222
60 周岁及以上（Age）	11894	22200	25388	26402	26736
人口构成（%）	100.0	100.0	100.0	100.0	100.0
Composition of the population （%）					
按城乡分 By Urban and Rural					
城镇 Urban	49.9	56.1	60.6	63.9	64.7
乡村 Rural	50.1	43.9	39.4	36.1	35.3
按年龄段分 * By Age Group					
0~15 岁（Age）	16.6	17.6	17.8	18.0	18.6
16~59 岁（Age）	74.5	66.3	64.0	63.4	62.5
60 岁及以上（Age）	8.9	16.1	18.1	18.7	18.9
性别比 Sex Ratio	105.2	105.0	104.5	105.1	104.9
出生性别比 Sex Ratio at Birth	117.9	105.0		111.3	

注：①本表摘自《中国统计年鉴》和《中国统计摘要》，2020 年系第七次全国人口普查公报数据；②总人口包括现役军人；③ 2010 年份、2020 年份年龄分组为 0~14 岁、15~64 岁、65 岁及以上。

Note: ① Data in the table are from *China Statistical Yearbook and China Statistical Abstract*. Data of 2020 are from the seventh census; ② Total population include active servicemen; ③ Age groups are 0~14,15~64, and above 65 for the year 2010 and 2020.

各地区人口数

Population by Region

地 区 Region		总人口 Total Population （10000）			按城乡分 By Residence （10000） （2020）		城镇人口 （%） Urban Population as % of Total Population （2020）	性别比 Sex Ratio （2020）
		2010	2015	2020	城镇 Urban	乡村 Rural		
总 计	**Total**	**134091**	**137462**	**141178**	**90220**	**50992**	**63.9**	**104.8**
北 京	Beijing	1962	2171	2189	1916	273	87.6	104.7
天 津	Tianjin	1299	1547	1387	1175	212	84.7	106.3
河 北	Hebei	7194	7425	7464	4484	2980	60.1	102.0
山 西	Shanxi	3574	3664	3490	2183	1308	62.5	104.1
内蒙古	Inner Mongolia	2472	2511	2403	1621	781	67.5	104.3
辽 宁	Liaoning	4375	4382	4255	3070	1186	72.1	99.7
吉 林	Jilin	2747	2753	2399	1503	896	62.6	99.7
黑龙江	Heilongjiang	3833	3812	3171	2080	1090	65.6	100.3
上 海	Shanghai	2303	2415	2488	2222	266	89.3	107.3
江 苏	Jiangsu	7869	7976	8477	6226	2252	73.4	103.2
浙 江	Zhejiang	5447	5539	6468	4668	1800	72.2	109.0
安 徽	Anhui	5957	6144	6105	3561	2544	58.3	103.9
福 建	Fujian	3693	3839	4161	2861	1300	68.8	106.9
江 西	Jiangxi	4462	4566	4519	2732	1788	60.4	106.6
山 东	Shandong	9588	9847	10165	6409	3756	63.1	102.7

资料来源：《中国统计年鉴》。

Source: *China Statistical Yearbook.*

续表 Continued

地 区 Region			总人口 Total Population （10000）			按城乡分 By Residence （10000） （2020）		城镇人口 （%） Urban Population as % of Total Population （2020）	性别比 Sex Ratio （2020）
			2010	2015	2020	城镇 Urban	乡村 Rural		
河	南	Henan	9405	9480	9941	5510	4431	55.4	100.6
湖	北	Hubei	5728	5852	5745	3613	2132	62.9	105.8
湖	南	Hunan	6570	6783	6645	3905	2741	58.8	104.8
广	东	Guangdong	10441	10849	12624	9360	3263	74.2	113.1
广	西	Guangxi	4610	4796	5019	2720	2299	54.2	107.0
海	南	Hainan	869	911	1012	610	402	60.3	112.9
重	庆	Chongqing	2885	3017	3209	2229	980	69.5	102.2
四	川	Sichuan	8045	8204	8371	4749	3622	56.7	102.2
贵	州	Guizhou	3479	3530	3858	2050	1807	53.2	104.5
云	南	Yunnan	4602	4742	4722	2363	2359	50.1	107.2
西	藏	Tibet	301	324	366	131	235	35.7	110.3
陕	西	Shaanxi	3735	3793	3955	2478	1477	62.7	104.8
甘	肃	Gansu	2560	2600	2501	1306	1194	52.2	103.1
青	海	Qinghai	563	588	593	356	237	60.1	105.0
宁	夏	Ningxia	633	668	721	468	253	65.0	103.8
新	疆	Xinjiang	2185	2360	2590	1464	1126	56.5	106.9

人口年龄构成（%）

Composition of Population by Age (%)

年龄组 Age Group	合计 Total			男性 Male			女性 Female		
	2010	2015	2020	2010	2015	2020	2010	2015	2020
合计 Total	**100.0**	**100.0**	**100.0**	**51.2**	**51.2**	**51.1**	**48.8**	**48.8**	**48.9**
0 ～ 4	5.7	5.8	5.5	3.1	3.1	2.9	2.6	2.7	2.6
5 ～ 14	10.9	10.7	12.4	5.9	5.8	6.6	5.0	4.9	5.8
15 ～ 24	17.1	12.8	10.5	8.7	6.7	5.6	8.4	6.0	4.9
25 ～ 34	14.9	16.7	15.3	7.5	8.5	7.9	7.3	8.3	7.4
35 ～ 44	18.2	15.6	13.6	9.3	8.0	7.0	8.9	7.7	6.6
45 ～ 54	13.8	16.6	16.7	7.1	8.4	8.5	6.8	8.2	8.2
55 ～ 59	6.1	5.6	7.2	3.1	2.9	3.6	3.0	2.8	3.6
60 ～ 64	4.4	5.7	5.2	2.2	2.8	2.6	2.2	2.9	2.6
65 ～ 69	3.1	4.0	5.2	1.6	2.0	2.6	1.5	2.0	2.7
70 ～ 74	2.5	2.6	3.5	1.2	1.3	1.7	1.2	1.4	1.8
75 ～ 79	1.8	1.9	2.2	0.9	0.9	1.0	0.9	1.0	1.2
80 ～ 84	1.0	1.2	2.5	0.4	0.5	1.1	0.6	0.7	1.5
85+	0.6	0.7	–	0.2	0.3	–	0.4	0.4	–

资料来源：《中国统计年鉴》。

Source: *China Statistical Yearbook.*

注：2020 年 80~84 组人口构成系 80 岁以上人口构成。

Note: The population composition of groups 80~84 in 2020 is that of the population over 80 years old.

人口文化程度

Educational Level of the Population

指标 Indictor	2010	2015	2018	2019	2020
绝对数（万人）					
Total Population （10000）					
大专及以上	11964	17623	17912	18183	21836
Junior College and Above					
高中和中专	18799	21740	22662	22780	21301
Senior Secondary and Secondary Technical School					
初中	51966	50670	49135	49008	48716
Junior Secondary School					
小学	35876	34664	32574	32799	34966
Primary School					
文盲人口	5466	6427	6815	7010	3775
Illiterate					
每十万人口（人）					
per 100 000 Population					
大专及以上	8930	12820	13875	14011	15467
Junior College and Above					
高中和中专	14032	15815	17554	17553	15088
Senior Secondary and Secondary Technical School					
初中	38788	36861	38061	37762	34507
Junior Secondary School					
小学	26779	25217	25232	25273	24767
Primary School					
文盲率（%）	**4.1**	**5.4**	**4.9**	**4.9**	**2.7**
Illiterate Rate（%）					

资料来源：《中国统计年鉴》。
Source: *China Statistical Yearbook.*

国内生产总值和财政收支

Gross Domestic Products,Government Revenues and Expenditures

年份 Year	国民总收入（亿元） Gross National Income（100 Million Yuan）	国内生产总值（亿元） GDP（100 Million Yuan）	人均国内生产总值（元） GDP per Capita（Yuan）	一般公共预算收入（亿元） General Public Budget Revenue（100 Million Yuan）	一般公共预算支出（亿元） General Public Expenditure（100 Million Yuan）
2010	410354	412119	30808	83102	89874
2015	683391	685993	50028	152269	175878
2016	737074	740061	53680	159605	187755
2017	820099	820754	59201	172593	203085
2018	896916	900309	64644	183360	220904
2019	988458	990865	70892	190382	238874
2020	1008782	1015986	71447	182895	245588
2021	1133518	1143670	80976	202539	246322

资料来源：《中国统计年鉴》《中国统计摘要》。下表同。

Source: *China Statistical Yearbook* and *China Statistical Abstract*. The same for the table below.

居民消费价格与商品零售价格指数（上年 =100）

Consumer Price and Retail Price Index (Preceding Year=100)

指标 Indictor	2010	2015	2018	2019	2020
居民消费价格指数 Consumer Price Index	103.3	101.4	102.1	102.9	102.5
# 医疗保健 Health Care	103.3	102.7	104.3	102.4	101.8
# 医疗保健服务 Health Care Services	100.9	102.7	104.3	101.6	102.3
商品零售价格指数 Retail Price Index	103.1	100.4	101.9	102.0	101.4
中药及中成药 Traditional Chinese Medicine and Patent Medicine	111.1	102.6	105.7	104.9	102.5
西药 Chemical Medicines	101.0	102.2	105.1	104.3	100.1

注：2021 年居民消费价格指数为 100.9，其中医疗保健为 100.4。

Note: In 2021, the consumer price index is 100.9, the health care services price index is 100.4.